Por mis hijos, Alexandre y Christopher.

Es con una mirada de orgullo que les dedico este segundo volumen. El mérito es de ellos, porque me han animado y ayudado en cada etapa. Acogieron este hipnótico proyecto de escritura como se acoge a un nuevo miembro de la familia, a veces incluso poniendo sus vidas en pausa para dejar que ocupe su lugar.

Grimorio para profesionales de la hipnosis : textos de hipnosis y relajación - Volumen 2

Autor: Sylvie Moisan
Correo electrónico: grimoirehypnose@gmail.com

Diseño: Gerardo Cruz
Correo electrónico: gerasandoval09@gmail.com

Edición de idiomas: Catherine Houtekier
Correo electrónico: c.houtekier@gmail.com

Traducción: Mathieu Chopplet
Correo electrónico: mchopplet@gmail.com

ISBN 978-2-925290-56-8

Primera edición

Depósito legal: 4e trimestre 2022
Biblioteca Nacional de Quebec
Biblioteca Nacional de Canadá

Edición propia Sylvie Moisan 2022

Grimorio
para profesionales de la hipnosis
Textos de hipnosis y relajación

Sylvie Moisan

Volumen 2

Índice de contenidos

Resumen de textos

El paréntesis hipnótico

Un discurso de inducción a la hipnosis a completar con el objetivo del consultante.

Texto de inducción al trance hipnótico

Profundización

Despertar

Deshacerse de la carga emocional

Texto de visualización hipnótica

Liberarse de un pasado pesado que obstaculiza su desarrollo. Para sugerir un efecto de ligereza física y emocional. Dejar en el pasado lo que debe quedar en el pasado para poder moverse libremente en el presente.

Consejo práctico : se le ofrecen sugerencias para aprovechar al máximo este texto hipnótico.

Superar el agotamiento amoroso

Texto de reprogramación hipnótica

(*Burn love*) En las relaciones, se olvida y antepone las necesidades de la otra persona a las suyas propias. Se agota en tratar de amar y ser amado a cambio. Aliviar el miedo a estar juntos. Reactiva tu corazón.

Consejo práctico : se le ofrece una lista para identificar las características del desgaste amoroso que se le pueden atribuir.

Centrarse en la solución

Texto de visualización hipnótica

Superar una dificultad considerando diez soluciones durante un sueño hipnótico. En el proceso, proceda por eliminación hasta que identifique una única y mejor solución y se centre en ella.

Consejo práctico : usando una simple baraja de cartas, para ayudar a su consultor a tomar conciencia de los obstáculos inconscientes para poner en marcha la solución. Una vez identificados los obstáculos, les resulta más fácil centrarse en la solución y pasar a la acción.

Sanar de ser un niño no amado

Texto de visualización hipnótica

En un sueño hipnótico, acoge la imagen de una nube llena de partículas de energía curativa. Permite que esta energía entre en el corazón. Disipar los miedos y disolver las heridas. Abre tu corazón al amor.

Consejo práctico : sugerencias sobre cómo optimizar la eficacia de la técnica de disociación utilizada en este guión de imágenes guiadas hipnóticas.

La curación del adulto superviviente de abusos

Texto de visualización hipnótica

(Recorrer el camino de la curación de las heridas de la infancia). En este camino, disminuye la velocidad para acoger la imagen de un charco luminoso de tierra y agua de lluvia. Sumérgete en esta luz para que las partículas de energía limpien las heridas y las memorias celulares.

Consejo práctico : consejos profesionales para aumentar la eficacia de sus discursos de visualización.

Resumen de textos

El paréntesis hipnótico

Un discurso de inducción a la hipnosis a completar con el objetivo del consultante.

Texto de inducción al trance hipnótico

Profundización

Despertar

Deshacerse de la carga emocional

Texto de visualización hipnótica

Liberarse de un pasado pesado que obstaculiza su desarrollo. Para sugerir un efecto de ligereza física y emocional. Dejar en el pasado lo que debe quedar en el pasado para poder moverse libremente en el presente.

Consejo práctico : se le ofrecen sugerencias para aprovechar al máximo este texto hipnótico.

Superar el agotamiento amoroso

Texto de reprogramación hipnótica

(*Burn love*) En las relaciones, se olvida y antepone las necesidades de la otra persona a las suyas propias. Se agota en tratar de amar y ser amado a cambio. Aliviar el miedo a estar juntos. Reactiva tu corazón.

Consejo práctico : se le ofrece una lista para identificar las características del desgaste amoroso que se le pueden atribuir.

Centrarse en la solución

Texto de visualización hipnótica

Superar una dificultad considerando diez soluciones durante un sueño hipnótico. En el proceso, proceda por eliminación hasta que identifique una única y mejor solución y se centre en ella.

Consejo práctico : usando una simple baraja de cartas, para ayudar a su consultor a tomar conciencia de los obstáculos inconscientes para poner en marcha la solución. Una vez identificados los obstáculos, les resulta más fácil centrarse en la solución y pasar a la acción.

Sanar de ser un niño no amado

Texto de visualización hipnótica

En un sueño hipnótico, acoge la imagen de una nube llena de partículas de energía curativa. Permite que esta energía entre en el corazón. Disipar los miedos y disolver las heridas. Abre tu corazón al amor.

Consejo práctico : sugerencias sobre cómo optimizar la eficacia de la técnica de disociación utilizada en este guión de imágenes guiadas hipnóticas.

La curación del adulto superviviente de abusos

Texto de visualización hipnótica

(Recorrer el camino de la curación de las heridas de la infancia). En este camino, disminuye la velocidad para acoger la imagen de un charco luminoso de tierra y agua de lluvia. Sumérgete en esta luz para que las partículas de energía limpien las heridas y las memorias celulares.

Consejo práctico : consejos profesionales para aumentar la eficacia de sus discursos de visualización.

Hipnomeditación : Diálogo entre luces y sombras

Texto de hipnomeditación

(Con liberación psico-emocional.) Dar un paso atrás elevando el nivel de conciencia. Escuchar los mensajes de arrepentimiento, pena y culpa. Dejar que la Luz y la Sombra dialoguen hacia el perdón.

Consejo práctico : sugerencia para optimizar el período posterior a la hipnosis y prolongar sus efectos.

Hipnomeditación: Dormir con las dos orejas

Texto de hipnomeditación

Para conseguir un sueño profundo. Dar un paso atrás y observar desde fuera la opacidad causada por las partículas que perturban la mente y el sueño. Calma la agitación para acceder al soltar y a la claridad.

Consejo práctico : una versión abreviada y modificada para que la eficacia de este texto de hipnomeditación sea accesible a todos sus jóvenes clientes de 5 a 13 años.

Hipnomeditación : Despejar la mente y liberar las emociones

Texto de hipnomeditación

Aliviar la mente y el cuerpo de la carga mental de pensamientos y emociones que los desordena. Ganar altura para observar mejor. Utiliza la luz para purificar las aguas oscuras del lago.

Consejo práctico : herramienta profesional que transmite visualmente los efectos de los pensamientos perturbadores y el concepto de una mente liberada con jabón líquido.

Sobre el grimorio

Desde mi punto de vista, un grimorio puede definirse como un libro que contiene textos formulados con mucha precisión. Prefiero presentar este grimorio como un libro de recetas más que como una colección de fórmulas mágicas. Es con la intención de proporcionarle herramientas profesionales que se propone.

Los textos de hipnosis y relajación se crean con la intención de dejar un espacio de libertad al profesional que los utiliza.

Así, cada texto puede modificarse y transformarse en cualquier momento, en función de las necesidades de su consultor y de sus reacciones durante la sesión.

Creo que un texto hipnótico debe ser flexible y puede leerse de forma personalizada. El objetivo de este grimorio es ofrecerle textos hipnóticos y de relajación cuya retórica está diseñada para crear un efecto hipnótico óptimo.

De mi conocimiento al tuyo...

Además del lenguaje hipnótico, cada guión incluye elementos de conocimiento adquiridos sobre temas específicos, ya sean emociones, adicciones, creencias o heridas del pasado.

De hecho, cada texto presentado es una versión hipnótica de lo que podría decir en una consulta de psicoterapia. El uso de imágenes de palabras, metáforas, la repetición de ciertas palabras y el uso de sinónimos han formado parte de mis técnicas de psicoterapia. Y, por supuesto, cada una de mis intervenciones fue personalizada, para adaptarse mejor a cada cliente. Pero siempre hubo una base común.

He mantenido el mismo patrón para escribir estos textos hipnóticos, que respetan tres principios fundamentales :

- retórica hipnótica;
- intervenciones orientadas al cambio;

- atención sostenida del consultor a través de la escucha agradable del texto.

Estoy hablando del consultor, pero en realidad, aquellos a quienes se dirige realmente el texto son, por supuesto, el subconsciente y el inconsciente, ¿no es así?

Hipnóticamente tuyo,

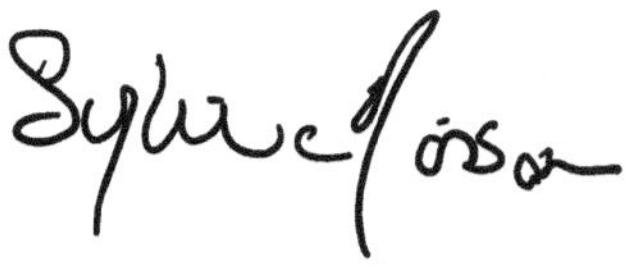

Presentación del texto hipnótico

Objetivo(s) : comprobar la pertinencia del texto con el objetivo de la sesión de la persona que consulta (su motivo de consulta).

Nota(s) : observaciones generales o importantes, pero también consejos relacionados con el discurso de inducción hipnótica, el guión de la sesión de trabajo o el uso del texto.

Inducción : El propósito de la inducción es llevar al cliente a un estado de trance hipnótico. Provoca una orientación desde el exterior hacia el interior, así como una disminución del estado consciente. No es un estado estable, sino una especie de ola: la persona que consulta escucha total o parcialmente, y el objetivo es mantenerla en un estado de relajación. Puedes utilizar otro texto de inducción, el que se sugiere no es específico para el escenario de la sesión. También puede utilizar algunos o todos sus propios métodos de inducción. En todos los casos, el objetivo es crear un estado de disociación en el cliente.

Profundización : Esta sección está destinada a profundizar el grado de trance hipnótico alcanzado por la persona al final del texto de inducción (o método de inducción). El autor prefiere contar de 10 a 0.

Texto (guión) de la sesión de trabajo : puede ser interactivo (es decir, que el consultante participe en las respuestas o en los gestos ideomotores de respuesta) o pasivo (la persona en trance no tiene nada que hacer más que relajarse). En todos los casos, se orienta hacia un cambio cuyo objetivo final es el bienestar del consultante.

Despertar : esta parte sirve para reorientar al consultante hacia el mundo exterior, con la mayor comodidad posible. El objetivo es, por lo tanto, volver a involucrarlo. El autor es partidario de utilizar un texto "espejo" del utilizado para la profundización, como la cuenta de 0 a 10.

Consejo práctico : además de su experiencia en la práctica privada, la autora también es formadora e imparte cursos básicos y avanzados a distancia. En esta sección encontrará un "consejo" para mejorar su práctica profesional.

Los textos hipnóticos están construidos para promover un trance hipnótico profundo y la eficacia de la sugestión hipnótica:

Grasa

Las palabras escritas en **negrita deben leerse** utilizando la técnica de la salpicadura, es decir, haciendo hincapié en las palabras. Los encontrará repartidos por todo el texto.

> **Ejemplo :** « ... lo más agradable y **cómodo de sentir**. »

Cursiva

Las frases en *cursiva* son inductores del trance que corresponden a técnicas como la confusión verbal. Estas técnicas de inducción se basan en una interrupción del entendimiento y la lógica. El objetivo es crear capacidad de respuesta a las sugerencias, haciendo hincapié en las asociaciones de ideas y la creatividad. Esto puede hacerse de forma intensa o más difusa y suave. Las frases deben leerse de forma continua y en un tono monótono.

> **Ejemplo :** *« No puedes dejar de querer cerrar los párpados. »*

Puntos de suspensión

Algunos pasajes del texto están separados por puntos (...). Cada punto representa una pausa de un segundo. Así, tres puntos (...) representan una pausa de tres segundos.

> **Ejemplos :** « ... » (unos tres segundos); « ... ... » (unos seis segundos).

Paréntesis de comentarios (indicaciones)

Estos paréntesis y su contenido tienen un tamaño menor que el resto del texto. Los paréntesis de los comentarios sólo contienen instrucciones para el profesional.

> **Ejemplo :** el objetivo de bienestar de ______________________
> (nombra el objetivo del cliente, por ejemplo, deshacerse de la carga emocional o salir de la angustia, etc.)

Frases interrogativas

La frase interrogativa se utiliza como técnica de hipnosis conversacional, para crear un efecto de "Yes Set". El consultor no está obligado a responder a estas preguntas durante la sesión de hipnosis, a menos que se indique lo contrario.

> **Ejemplo :** la calma y la relajación... se te ofrecen ambas... ¿no es sorprendentemente sencillo pedir primero la relajación? La calma sigue siendo accesible, ¿no?

Glosario del autor

Las definiciones pueden ser tan diferentes entre las escuelas y los profesionales de la hipnosis que hemos pensado que sería útil explicitar el significado de las palabras en los textos de hipnosis y relajación.

Consultor : significa la persona que consulta. Puede definirse de otro modo como cliente, paciente, sujeto.

Consciente : se refiere al estado en el que se asimilan los conocimientos y la experiencia. Es la mente analítica y lógica, crítica y racional, que corresponde a lo que el consultor « sabe ».

Inconsciente : se refiere a todos los procesos que actúan sobre el comportamiento del consultante, pero que quedan fuera del ámbito de su campo de conciencia. El inconsciente corresponde a lo que la persona que consulta sabe o percibe sin ser consciente de ello. Incluye la memoria a largo plazo.

Subconsciente : también llamado « segundo inconsciente », es el conjunto de los procesos y el funcionamiento de la mente. Es un ejecutor que responde a órdenes dadas. Es responsable de los automatismos. En resumen, es el agente que establece la conexión entre un desencadenante (externo o interno) y una reacción (respuesta) ejecutada automáticamente.

Precaución

El uso de guiones hipnóticos está reservado a los profesionales que tienen suficientes conocimientos y experiencia en hipnosis terapéutica.

Además, los guiones hipnóticos sobre temas de salud (incluida la salud mental) sólo pueden utilizarse con un cliente que haya sido diagnosticado formalmente (por un profesional autorizado).

Por último, por supuesto que se pueden utilizar guiones hipnóticos en consulta privada, pero no se deben destinar a sustituir la medicación o el tratamiento médico sin la aprobación previa de un profesional de la salud (ya sea un médico, un psiquiatra o un psicólogo).

El paréntesis hipnótico

Discurso de inducción para promover un estado de trance hipnótico. Este texto puede adaptarse al propósito y a la sugestión general del texto hipnótico utilizado.

Objetivo

Guiar al consultante hacia un trance hipnótico.

Clientela objetivo

Este guión de inducción hipnótica es adecuado para clientes adultos. La persona que consulta :

- acepta un estado alterado de conciencia;
- se siente cómodo al ser colocado en un estado de trance hipnótico.

Inducción - El paréntesis hipnótico

Siéntese de una manera que le resulte cómoda. Adopta una posición que se pueda mantener sin esfuerzo.

En unos momentos sentirás que tu estado interior cambia ligeramente.

El simple hecho de crear este movimiento interior te lleva a la actitud física y mental más propicia para la calma, **la relajación** y el bienestar interior.

Sea libre para descubrir que su intención de beneficiarse de esta sesión de hipnosis se actualiza **gradualmente** a su mejor yo.

Incluso mientras se mantiene este estado cada vez más **placentero**, puede elegir inspirar y espirar, tomándose su tiempo. Su respiración es **cómodamente** lenta, suave y tranquilizadora. Eres consciente de que tu respiración es cada vez más **naturalmente** lenta.

A partir de ahora, puedes dejar que cada uno de tus brazos se relaje, quizás empezando por el que más lo necesite, y soltar cualquier tensión acumulada hasta cerrar los ojos.

El brazo derecho, el brazo izquierdo deben sentirse más ligeros ahora que la tensión se convierte en **alivio**.

Fija tu atención en lo que pasa por tu mente: una palabra, un pensamiento, una reflexión. Déjalo estar y desaparece.

Ahora te sientes cómodo dentro de ti mismo. Y lo que es importante en este momento es esa sensación de estar dentro, como si estuvieras **literalmente** acurrucado dentro de ti mismo.

Y mientras te relajas, puedes dejar que tus recursos profundos creen este paréntesis hipnótico. Un paréntesis, como esos paréntesis en un texto, para poner una palabra, palabras o algo útil...

Las partes poderosas de su cuerpo deciden que es **particularmente** útil para usted, en este momento, colocarse en este paréntesis para sentir una **calma** creciente...

Su cuerpo se mueve para colocarse ahora en este paréntesis hipnótico mientras continúa ajustando su respiración para respirar con calma. Sólo tu conciencia permanece fuera del paréntesis, nada que hacer al respecto, sólo dejar que la conciencia se mueva.

Sólo te importa este paréntesis en el que sigues colocándote como si fueras una palabra, una palabra que tiene un significado particular y **particularmente hipnótico**, la palabra « pausa ». Te tomas un respiro para descansar, para asentarte, te tomas un respiro adoptando la postura del que « burbujea »... del que se relaja... del que no hace otra cosa que no hacer nada.

En este momento, este discurso establece un diálogo con tu subconsciente e inconsciente. Así que puedes permitirte dejar que hagan todo el trabajo... Entonces te conviertes en un espectador del proceso interno de cambio positivo, dejando que el consciente sea, esté fuera y lo observe todo...

Agradezco a tu subconsciente su presencia y disponibilidad. Le doy las gracias por permitirle entrar en trance hipnótico y por estar dispuesto a ayudarle a alcanzar su objetivo de _____________ (nombre el objetivo del cliente, por ejemplo, liberarse de la carga emocional, curar al superviviente, centrarse en la solución, etc.) mientras le ofrece **gradualmente** más y más cada día, una y otra vez, de lo que desea: una vida cada vez más serena, feliz y fácil de vivir.

Puedes notar que, desde que te has puesto entre paréntesis, te sientes como abrazado, envuelto en un espacio hipnótico. Sabes que este momento es tuyo. En los siguientes minutos te permites hacer una pausa, como si pusieras tus reflexiones mentales fuera del paréntesis.

Físicamente te encuentras en un estado de inactividad, nada que mover, nada que hacer salvo dejar que la relajación cree su efecto **hipnóticamente** relajante. Incluso sus párpados han cesado su actividad de parpadeo: en este momento están descansando. Poco a poco, todas las tensiones superficiales y profundas se liberan para aliviarte... aliviarte una y otra vez.

En este paréntesis, vuelves a conectar con tus sentidos, con lo que sientes, lo que ves, lo que oyes en este espacio hipnótico.

Y estas palabras que escuchas pueden ser **extrañamente hipnóticas** y repetitivas. Llegan a ti como si vinieran directamente de las capas profundas de tu mente y se pronuncian con amabilidad. Pocas personas saben lo que usted sabrá, que se necesita muy poco para experimentar los efectos de un estado hipnótico, tan poco de hecho.

De hecho, no hay necesidad de ser preciso : todo el discurso se adapta a usted, hecho a medida para obtener el mejor **efecto hipnótico**.

Profundización

Una vez que se haya instalado en este interludio hipnótico, permítase sentir los efectos placenteros más **intensamente** profundizándolos. Oirá, pero sobre todo sentirá, el efecto de los números descendentes del 10 al 0. Entonces percibirás que el 0 se convierte poco a poco en un espejo, y, en cuanto te encuentres frente a este espejo, serás invitado a cruzarlo para llegar a la parte más profunda de tu mente, esa parte creativa y ejecutante.

La profundización comienza en un momento con el número 10.

Del momento **10** al momento 0, a través del número **9**, permítete echar una nueva mirada a lo que estás viviendo en este momento.

8... 7, aquí y ahora, el discurso hipnótico se siente de manera óptima.

6... 5... 4, este discurso es positivo y progresivo.

3... 2...1, la relajación de su cuerpo trae el **alivio** del malestar.

0, pasas por el espejo hipnótico para dejar atrás lo que hay que dejar atrás y acceder a tus recursos más profundos.

Despertar

Dentro de unos instantes volverás a pasar por el espejo y desde el momento 0 hasta el momento 10 este despertar se percibirá como suave.

En cuanto te apetezca, haz una o dos respiraciones profundas para que los beneficios de esta sesión penetren en las capas más profundas de tu cuerpo, así como en tu mente... ...

Eso es bueno.

Y mientras despiertas a tu propio ritmo, deja que la energía fluya **libremente** por todo tu cuerpo.

Al escuchar el número **0** en este momento, atraviesas el espejo hipnótico y comienzas a sentir que la energía fluye.

Los números **1** y **2** hacen que sientas esta energía en tus dos piernas y en tus dos brazos.

Y mientras la energía fluye, la **3** y la **4** activan tus sentidos, oyes los sonidos ambientales, sientes cómo se cierra el paréntesis.

5... 6 y **7** te hacen consciente de la calma de tu mente.

8... 9, actualiza tu visión de la realidad interior y exterior.

Con **10**, vuelves al aquí y ahora, abriendo los ojos, lleno de energía y alegría de vivir, y agradezco a tu subconsciente el trabajo que ha hecho durante esta sesión, así como el que hará para poner en marcha lo que necesitas para lograr tu objetivo de _______________ (nombra el objetivo del cliente, por ejemplo, liberarte de la carga emocional, curar al superviviente, centrarte en la solución, etc.) y hacer realidad tu deseo de tener una vida serena, feliz y fácil.

Deshacerse de la carga emocional

El bagaje emocional de su consultor está cargado de su pasado. Según el autor, todas las emociones no aceptadas y no expresadas se convierten con el tiempo en un bagaje emocional. Este bagaje impide el pleno desarrollo.

Como sabes, como profesional de la hipnosis, el trance hipnótico ofrece la oportunidad de entrar en contacto más fácilmente con el cuerpo emocional. A través del trance, puedes ayudar a tu cliente a acceder más fácilmente a su imaginación y sugerirle que libere emociones que están enterradas y reprimidas en el inconsciente.

Objetivos

- Aligera el peso de las emociones reprimidas y negadas.
- Sentir un estado de alivio físico y emocional en el momento presente.
- Deja en el pasado lo que pertenece al pasado.
- Utilizar los recursos profundos del cliente para aligerar el peso emocional de algunas de las cargas que lleva encima.

Clientela objetivo

Este texto de hipnosis es adecuado para clientes adultos. La persona que consulta :

- tiene tendencia a negar, huir y reprimir sus emociones;
- tiene dificultades para sentir sus emociones;
- tiene un discurso repetitivo y recurrente sobre los mismos acontecimientos;
- expresa ciertas emociones, como la ira, de forma exagerada.

Nota : en este texto, las siguientes palabras se han puesto deliberadamente en negrita para crear un efecto de salpicadura. Por lo tanto, tendrá que pronunciarlos con una entonación ligeramente más fuerte.

Palabras clave (en negrita): libre, libertad, libremente, liberado, aligerado, aligerar, ligero, aliviar, alivio.

Deshacerse de la carga emocional

Nota del autor : comienza la sesión de hipnosis con un texto de inducción hipnótica seguido de un discurso de profundización. Puedes usar el de *El paréntesis hipnótico.*

En lo más profundo de ti, sientes una presencia suave y benévola que se traduce en una *potencialidad* interior y que tiene un nombre : subconsciente. Te invita a permanecer en el presente de este momento hipnótico para disfrutarlo plenamente y seguir beneficiándote de tu interludio hipnótico.

Su mente subconsciente le ofrece la presencia óptima necesaria para liberarle de su carga emocional. Está presente para ayudarte, a través de la visualización, a lograr pronto tu despertar, a liberar tu plena **libertad** de Ser.

Quieres cambiar, por lo que tienes la intención de cambiar, un deseo de **libertad** para avanzar, una intención de **aligerar** emocionalmente, una intención que se ha convertido en una meta, una meta que está cerca de tu corazón, y que tuviste dificultades para lograr debido a la pesadez emocional.

Utilizarás todo el potencial de tu imaginación creativa para permitirte soltarlo y darte cuenta de lo que es bueno para ti.

Qué bueno es para ti encontrarte en otro lugar, en medio de *una hipnótica nada*, para descargar la carga emocional del pasado en el pasado. **Aliviar** tu carga para que puedas moverte **libremente en** el presente.

Estar en otro lugar en medio de la nada;

para descargar el equipaje en el pasado;

***aligerar** su carga para poder moverse libremente en el presente.*

Al final de esta sesión, lo que tiene que quedarse en el pasado se queda en el pasado y sólo volverás al presente con lo que es positivo para tu sensación de **libertad** y **ligereza del Ser**.

Ten **la libertad de** notar que a medida que permites que las imágenes o emociones incómodas lleguen a ti, se liberarán cada vez más naturalmente y a medida que esto sucede *puedes* disfrutar de dejarlas en el pasado y sentir que ahora, **aliviado de** estas emociones pasadas, sientes **alivio.**

Imagina por un momento que te **liberas de** toda tu carga emocional para alcanzar la **libertad** plena. Te sentirías muy bien, ¿verdad?

Sabes que, desde tu concepción, has acumulado experiencias emocionales. Sabes que los has guardado inconscientemente en maletas que se han convertido en equipaje de mano, equipaje *del corazón*, equipaje emocional, equipaje de la vida...

Algunas maletas son más **ligeras** que otras y agradables de llevar, mientras que otras... otras son más pesadas, más difíciles de mantener cerradas y de arrastrar detrás de ti a medida que avanzas en el camino de tu vida.

Y cuanto más has avanzado día a día, año a año, avanzado en edad, más has sentido la pesadez de algunos de tus equipajes. Era como si hubiera un equipaje atado a cada uno detrás de ti. Algunas de ellas eran tan pesadas que resultaba más difícil moverse **libremente,** desplazarse con pasos **ligeros.**

Con tanto exceso de equipaje del que tirar, el pie izquierdo se hizo más difícil de mover con el paso del tiempo, mientras que el derecho se volvió de repente *hipnóticamente* inmóvil. Es como si estuviera fijado al suelo. Y con tanto peso emocional del que tirar, el pie izquierdo también se ha fijado en el suelo. Así que no puedes seguir adelante sin descargar parte de tu equipaje, aquí y ahora: estás inmovilizado.

Siente tus pies en el suelo y cuanto más preste atención a esta sensación, más sentirás que tus pies se detienen. Tanto a la derecha como a la izquierda. Y sigues imaginando tus pies *fijos* en el suelo.

No puedes avanzar, te sientes inmovilizado, una inmovilización que, curiosamente, es agradablemente hipnótica, cómoda, pero *fijamente* inmóvil.

Agradablemente hipnótico, porque sabes que pronto volverás a ponerte en marcha, totalmente **aligerado tras** haber descargado algo de equipaje.

Podrías haber elegido quedarte en esa posición, pero en lugar de eso elegiste ordenar a tu mente subconsciente que hiciera todo el trabajo para **aliviarte**, **desahogarte** y **aligerarte.**

Tu mente subconsciente tiene acceso a tus recursos más profundos, tiene acceso a una energía poderosa y aliviadora.

Para invitarte a desprenderte de tu bagaje emocional, tu subconsciente coloca una bola de cristal frente a ti, a una distancia de 30 centímetros (1 pie), como la que indica el futuro. A esta distancia, puedes ver tu futuro cuando estés libre de tu carga emocional. Esta visión del *futuro accesible* confirma que quieres que tu mente subconsciente utilice tus recursos profundos para **aligerar el** peso emocional de ciertos equipajes. El deseo de **aligerar** es ahora diez veces mayor desde que has vislumbrado lo que te depara el futuro.

Tu mente subconsciente llama a su aliado, tu inconsciente. Identificará y detectará todas las emociones ligadas a situaciones que están en el equipaje que te impide avanzar y seguir **libremente** tu camino vital. En sus recursos más profundos, su subconsciente abre el acceso a este depósito que contiene una energía poderosa. De forma hipnótica, extrae de este depósito para exteriorizar esta poderosa energía y derramarla sobre tu cabeza.

Deja que vuelva a entrar en ti y que empiece a descender, pasando por tu cabeza y luego por tu cuello, tus hombros y luego tus brazos, tus manos. La poderosa energía disuelve lo que hay dentro del equipaje que es objetivo de tu inconsciente. Luego disuelve los vínculos entre tu equipaje, las ataduras que lo unen a tus dedos... sigue su camino liberador dentro y fuera de tu cuerpo.

Observe cómo sus pies pueden ahora moverse **ligeramente**, de forma agradable. Y tus pies se mueven a otra realidad... Y la energía se hace cada vez más presente en ti y te **desahoga...** te **aligera**.

Esta energía disolverá gradualmente todas las emociones acumuladas en el equipaje.

Tómate tu tiempo para sentir los efectos relajantes de esta luz. Siente esta energía cada vez más intensamente dentro de ti... siéntelo profundamente. Tus pies comienzan a moverse cada vez más.

Y tu sentimiento empezará, gradual y completamente, a cambiar y el equipaje empezará a salir.

Siente que parte del equipaje se desprende y desaparece, y puedes avanzar para seguir liberándote de él... actúa para disolver todo lo que hay que disolver y conservar lo que es bueno.

Puedes ir paso a paso... caminar hacia la **ligereza** de vivir **con ligereza**. Cada agradable sensación de **ligereza** es más intensa con cada respiración... tres veces más... cinco veces más.

Da un paso lento hacia adelante, luego detente, toma la bola de cristal en tus manos... Siente curiosidad por lo que descubrirás y sentirás al vislumbrar el futuro que te muestra. Este futuro está a tu disposición.

Y mientras vislumbras este futuro, aprovecho este momento para dar las gracias a tu subconsciente por escuchar este discurso y por esta nueva vida que está tomando forma maravillosamente.

El tiempo avanza en el reloj de la vida. Pronto podrás disfrutar de este estado de **ligereza** con los ojos abiertos, pero antes de hacerlo, tómate tres segundos de este tiempo de reloj para agradecerte por haber pasado del deseo de cambiar a la acción de cambiar para hacerte **más ligero**.

Nota del autor : concluir la sesión de hipnosis con un discurso hipnótico para despertar. Puedes usar el de *El paréntesis hipnótico.*

Consejo práctico

¿Cuál es el contenido de este equipaje? ¿Sabes lo que hay en la bolsa? ¿Hizo usted mismo este equipaje? ¿Le pertenece el contenido? ¿Hay algún contenido que conozca que pueda perjudicarle a usted o a otros? ¿Hay algo que realmente quieras guardar en esta bolsa?

Cuando pasamos por la aduana, los agentes fronterizos nos hacen algunas preguntas sobre lo que llevamos al nuevo territorio.

Y si tenemos algún contenido de equipaje que pueda ser perjudicial para este territorio, nos liberamos de él.

Como en esta metáfora, puede ser útil conocer un poco más el contenido del equipaje emocional de tu consultor antes de descargarlo.

También puede poner una etiqueta de identificación en el contenido de una sola pieza de equipaje, personalizar el equipaje. En lugar de decir « equipaje emocional », puedes identificarlo con las siguientes emociones o sentimientos: vergüenza, humillación, injusticia, abandono, decepción, fracaso, arrepentimiento, remordimiento, culpa, pena, resentimiento, etc.

Superar el agotamiento amoroso

La fatiga amorosa es una reacción depresiva. El corazón ya no está en él, lo que puede haber sido causado por una sucesión de fracasos amorosos o por una relación insatisfactoria que ha durado mucho tiempo. El consejero se siente entonces cansado ante el futuro que imagina dentro de una pareja (o su pareja).

Se siente dividido entre dos estados: el miedo a estar solo y el miedo a tener una relación. Según el autor, lo que se observa en el consultante es su dificultad para priorizar sus necesidades cuando está en una relación. A menudo tienen tendencia a olvidarse de sí mismos en beneficio de la otra persona, hasta el punto de olvidar quiénes son realmente. Se agota dando mucho a la otra persona para ser amado.

Objetivos

- Encuentre la energía para iniciar o continuar una nueva relación.
- Mantén la libertad de ser tú mismo, incluso en pareja.
- Romper con el deseo de desaparecer cuando el consultante está en una relación.
- Anteponer las propias necesidades.

Clientela objetivo

Este texto de hipnosis es adecuado para clientes adultos. La persona que consulta :

- la falta de entusiasmo por volver a tener una relación;
- siente que ha agotado su potencial de amor;
- mencionan no tener la energía para afrontar una nueva relación;
- siente rabia, tristeza sólo imaginando el futuro dentro de una pareja;
- describe su vida amorosa pasada como una serie de decepciones, sufrimientos y fracasos;

- tiende a olvidarse de sí mismo en una relación y a agotarse haciendo todo lo posible para amar y ser amado a cambio.

Nota : también se puede utilizar para una persona que está en una relación, pero muestra síntomas de agotamiento amoroso como : ya no disfruta de la relación, percibe a su pareja como un extraño, tiene cada vez menos deseo sexual, ya no puede mostrar afecto, experimenta y siente decepción, se siente ansioso cuando llega a casa, etc.

Superar el agotamiento amoroso

Nota del autor : comienza la sesión de hipnosis con un texto de inducción hipnótica seguido de un discurso de profundización. Puedes usar el de *El paréntesis hipnótico.*

A medida que el paréntesis hipnótico se estira y usted permite que se estire más, nota que su capacidad de sentir **se intensifica**. Esto significa que con el apoyo de tu mente consciente, que está observando en este momento hipnótico, tus mentes subconsciente e inconsciente combinarán sus habilidades para ayudarte a sentir tus emociones, tu bienestar y percibir subjetivamente tus experiencias de vida amorosa pasadas para mejorar tu presente y tu futuro.

Te invito a encargar a la parte más poderosa de tu mente en este momento que supere el agotamiento amoroso que te aqueja desde hace algún tiempo y que recargue tu corazón drenado de su energía amorosa.

Ya sabes que con el tiempo tu papel en la relación se ha cargado de responsabilidad. Te has esforzado mucho en mantener las exigencias que has hecho a tu relación para ser cariñoso y generar amor...

Tus días, tus noches, tus semanas, tu descanso y tu tiempo libre se organizaban en torno a las necesidades que habías determinado para alimentar tu relación.

Tanto esfuerzo y energía para un cúmulo de decepciones y cansancio. Has acumulado cansancio, tu corazón se ha agotado, agotado de tanto amar al otro... de tanto amarlo, que incluso has sacado de tu reserva de amor, la que estaba destinada a ti. Has dado al otro lo que te pertenece para que lo conserve.

Entonces, vaciado de su reserva, su corazón se agota.

Ahora es el momento de reponer y proteger esta reserva. De esta manera, puedes amar dando sólo lo que es correcto dar, la parte del amor que está destinada a la relación, mientras mantienes tu parte, la parte que está destinada a ti.

Sabes que parece el momento adecuado para un cambio, un cambio positivo. Es posible que, por alguna razón inconsciente, una parte de ti no esté del todo preparada para comprometerse con este proceso hipnótico tanto como con un proceso amoroso. Y eso es perfectamente aceptable. Permita que esa parte reticente de usted se haga un hueco con una palabra, una imagen o un sentimiento. Y mientras esto sucede, deja que las otras partes que están dispuestas a comprometerse con el éxito de esta sesión hipnótica ayuden a esta parte temerosa a resolver lo que era problemático para ella, sin que interrumpa tu sesión hipnótica. Esto significa que su mente subconsciente ajustará este discurso para que todas las partes de su mente se tranquilicen con la benevolencia de todas las palabras y frases hipnóticas.

Sabes que ahora mismo **necesitas bondad**, lo sabes tanto como lo sientes. Esta necesidad de cuidar tu corazón. Un corazón que había sido vaciado de su energía para amar. De estar llena de amor, se ha vaciado de amor, de estar caliente se ha vuelto fría, de estar roja se ha vuelto translúcida... Es hora de llenarla, de devolverle su capacidad de amar y sobre todo su capacidad de amarte a ti primero.

Para que la magia hipnótica funcione, empieza por visualizar y dejar que una nube entre en tu imaginación creativa, una nube hipnótica, una nube de luz. El efecto es luminoso, como un blanco con destellos de diamante. Deja que esta nube te rodee, te abrace, te envuelva.

El blanco se convierte en amarillo, el amarillo te relaja, te tranquiliza: este color se asocia con la luz, con la energía, la que está disponible para recargar tu corazón con la energía del amor.

Y mientras observas todo esto sin verlo todo con precisión, mientras respiras, deja que esta energía te rodee, deja que esta energía entre en tus pulmones para darte aliento, deja que entre en tus células para llevarla a tu corazón.

Al respirar profundamente, deja que la energía llene tu corazón, como si llenaras el depósito de un coche, llénalo, llénalo con la energía del amor, tu corazón se llena, se calienta, de translúcido toma color, pasando del amarillo al naranja, del naranja al rojo.

No tienes que hacer nada más que respirar y concentrarte en tu intención de llenar tu corazón con la energía para amar. No hay nada que hacer ahora mismo más que inspirar y espirar y simplemente estar preparado para proteger este precioso recurso, tu subconsciente y tu mente inconsciente harán el resto.

Asegura a tu interior que a partir de ahora, siempre que estés enamorado, te comprometes a **proteger ese precioso recurso**, el amor de tu corazón.

Tu intuición, tu capacidad de respetar tus límites y tu sentido del discernimiento están ahora activos para que no vuelvas a encontrarte en una relación que te perjudique y te lleve al agotamiento.

Suelta por completo los remordimientos relacionados con los fracasos y errores que crees haber cometido, en una relación, especialmente en la relación contigo mismo.

Y mientras tomas otra respiración muy profunda y energizante, siente que estás lleno, energizado y listo para expresar el sentimiento de amor que es la verdadera expresión de la persona que realmente eres.

Ahora has dominado la capacidad de amarte a ti mismo primero y ofrecer el excedente a la relación con tu ser querido. De este modo, sigues siendo quien eres, en tu **mejor momento**, mientras te sientes **seguro en tu relación amorosa**.

Por ahora sabes, sabes que puedes amar sin agotarte. Y si aún no sabes cómo hacerlo, deja que tu subconsciente e inconsciente lo hagan mientras sientes cómo se manifiesta en ti la magia de la hipnosis. Al vislumbrar lo que depara el futuro, dejas que estas imágenes y sensaciones lleguen a ti.

Te ves liberando lo **mejor de ti mismo**, das sin ir nunca más allá de tu reserva, la que te pertenece. La que tienes a tu disposición para tener **la libertad de amarte a ti mismo**.

Esta visión del futuro calienta tu corazón, recién reanimado y lleno de amor. Demuestra tu gratitud a tu subconsciente abrazándolo. Está ahí para protegerte y te enviará un mensaje a través de un sueño o de la intuición cuando le des al otro el amor que es exclusivamente tuyo.

Antes de abrir los ojos y apreciar plenamente la sensación de energía que emana de tu corazón lleno, tómate un tiempo para agradecerte el gesto de amor que acabas de darte. Te has cuidado porque sabes que lo vales.

Nota del autor : concluir la sesión de hipnosis con un discurso hipnótico para despertar. Puedes usar el de *El paréntesis hipnótico*.

Consejo práctico

El concepto de burnout no está, hasta la fecha, reconocido por los profesionales de la salud mental.

Ciertamente, los síntomas (características) tienen muchas similitudes con los de la depresión.

Le ruego que sea prudente a la hora de decirle a su consultante que sufre de agotamiento amoroso, sobre todo si se trata de un profesional que no se dedica al diagnóstico. La observación de estas características no puede sustituir la capacidad de análisis de un profesional de la salud mental, que es capaz de basar un diagnóstico de depresión (o de otro tipo) en una multitud de factores que no se enumeran a continuación.

Sin embargo, algunos consejeros, deprimidos o no, pueden mostrar características de agotamiento amoroso.

A continuación, le ofrezco una serie de características que puede utilizar como guía para comprobar si este texto será útil para su consultor.

Estas características pueden orientarle a la hora de orientar las necesidades (objetivos) de las futuras sesiones, así como servir de herramientas para evaluar los beneficios de sus sesiones.

Señales a las que debes prestar atención en tu consultante (pareja o soltero) si crees que sufre de fatiga amorosa.

El consultor expresa :

- sentirse infeliz en las relaciones, con una fuerte sensación de estar atrapado;
- enfrentarse a un dilema entre el miedo a vivir solo y el miedo a convivir;
- experimentar tensiones y discusiones frecuentes y repetitivas;
- no poder seguir así, pero temiendo romper;
- tener la percepción de ser incomprendido, de sufrir una falta de escucha y comprensión cuando se está en una relación;

- estar desanimado, desmotivado, desesperado por estar en una relación o por el futuro de la misma;
- sentir que dan más de lo que reciben (relación unidireccional);
- estar decepcionado por las expectativas que uno tiene de que el otro satisfaga sus necesidades;
- tener la tendencia en las relaciones a olvidarse de uno mismo y convertirse en otra persona;
- anteponer las necesidades de la otra persona a las propias;
- tener dificultades para mostrar afecto y/o sentir deseo sexual;
- sentirse impotente para mejorar la relación;
- vivir con resentimiento hacia tu pareja;
- sentir que has hecho todo lo posible para salvar tu relación;
- sentir que se va en círculos, evaluando constantemente diferentes opciones;
- falta de entusiasmo por volver a tener una relación y no tener energía para afrontar una nueva relación;
- considerar el pasado amoroso como un montón de decepciones, sufrimientos y fracasos;
- experimentar ataques de depresión cada vez más frecuentes, caracterizados por trastornos del sueño, fatiga crónica, falta de energía, irritabilidad, molestias estomacales, malestar físico;
- estar agotado de hacer todo para amar y ser amado a cambio;
- sentirse ansioso por el tiempo que pasan juntos o por volver a casa.

Variante : puede preguntar a su asesor, en una escala del 1 al 5, qué relevancia le da a cada característica y utilizar esta escala para cuantificar los cambios en el transcurso de sus sesiones.

Centrarse en la solución

La dificultad sigue a un problema. El problema suele surgir cuando hay un desfase entre el estado actual y el deseado. Esta brecha es una fuente de preocupación, de insatisfacción, y requiere medidas. Esta acción será la solución para pasar del estado actual al estado deseado. Para algunos consultores, es difícil encontrar una solución o soluciones para actuar.

El proverbio dice que la noche es el mejor momento para buscar consejo. Por ello, el autor ha optado por aplicar este proverbio al estado de sueño hipnótico que induce el trance e invocar al consejero interior, la mente subconsciente, para que seleccione **la solución** que mejor se adapte a su consultante en este momento.

Objetivos

- Generar múltiples soluciones a través del trance.
- Encuentra la mejor solución para superar la dificultad.
- Programar el subconsciente para que seleccione la mejor solución.
- Poner en marcha la solución.

Clientela objetivo

Este texto de hipnosis es adecuado para clientes adultos. La persona que consulta :

- la falta de retrospectiva para encontrar una solución;
- ha encontrado varias soluciones, pero no sabe cuál elegir;
- rumia sin actuar;
- está abierto a experimentar con una nueva forma de encontrar una solución.

Nota : es importante decir a su asesor que el hecho de encontrar la solución no significa que no se vaya a hacer ningún esfuerzo para ponerla en práctica. Seleccionar la solución entre varias opciones es sólo el primer paso.

Centrarse en la solución

Nota del autor : comienza la sesión de hipnosis con un texto de inducción hipnótica seguido de un discurso de profundización. Puedes usar el de *El paréntesis hipnótico.*

Acunado entre los soportes hipnóticos como si estuvieras en una hamaca, tu respiración, como un viento ligero, te arrulla *sin cesar*.

En este momento de sueño hipnótico, su consejero interior le dio la bienvenida y le abrió la puerta. Entonces entraste en el espacio de esa parte de tu mente en la que evoluciona tu subconsciente e inconsciente.

Sabe que la noche es el mejor momento para asesorarse. También sabes que es más efectivo dejar que tu subconsciente, ese consejero hipnótico, utilice lo que está almacenado en tu mente inconsciente para tomar medidas para superar una dificultad y encontrar la solución, y luego sugerirte que te concentres en esa solución.

Al dejarse arrullar por este sueño hipnótico, se deja llevar y confía en su subconsciente para que tome el control.

¿Es posible que durante algunas de tus noches, en tu mente, hayas dado vueltas y vueltas a los mismos hechos y pensamientos? Y que esto te hacía sentir las mismas sensaciones, las mismas emociones... se *manifestaban* varias voces e imágenes, a veces con posibles soluciones para salir de este tormento.

La noche es buena, pero por la mañana no se ha tomado ninguna dirección, no se ha actuado, hay demasiadas o quizás no suficientes soluciones en las que centrarse.

Mientras te preparas cómodamente para centrarte en **la solución**, simplemente déjate llevar y relájate.

A medida que su mente comienza a centrarse, ahora, en las posibles soluciones.

Sabes que algunas de estas soluciones se eliminan sin que ni siquiera las vislumbres porque tu subconsciente sabe lo que te conviene.

Esto significa que cuando te concentras en lo que sucede en tu interior, te sentirás seguro de que tu subconsciente está actuando de forma benévola.

A medida que su respiración se hace más lenta, siente que gradualmente entra en una sensación de confianza a un nivel cada vez más profundo, porque sabe que las soluciones seleccionadas en este proceso hipnótico son realistas y alcanzables.

Tu mente subconsciente trabaja a su manera y a su modo. Durante este proceso hipnótico tienes acceso al desarrollo de este proceso, así que deja que la imagen de una pantalla interior entre en tu imaginación creativa. En esta pantalla se muestran diez soluciones. Igual que aparecería una lista de archivos tras una búsqueda.

De estos diez, su subconsciente borra inmediatamente uno. Demasiado complejo para aplicarlo en este momento de su vida...

Entonces localiza otro, lo evalúa sumariamente y lo elimina, porque le provoca emociones intensas como el miedo.

Sólo quedan ocho, así que le pido a su subconsciente que reduzca la selección a cinco cruzándolos con sus habilidades y recursos.

De estos cinco, me gustaría que eliminara uno, el que requiere más energía de la que tienes en este momento.

Luego elimina otra, la que tardaría demasiado en ejecutarse.

Y finalmente, sólo quedan tres. De estos tres, me gustaría que los probara con una rápida visualización del futuro.

Dejar que las imágenes vengan a ti, aplicando estas tres soluciones para salir de la situación en la que te encuentras en dificultad.

Dales un tiempo para observar si la situación ha mejorado. Pueden volver a algunos de los pasos anteriores para evaluar cuál de los tres es **la solución más satisfactoria**.

Deja que tu mente se centre en la solución. El que te atrae intuitivamente. Es diferente de los otros dos. Cuando imagina que pone en práctica esta solución, siente sensaciones de alivio en su cuerpo. Cuando te concentras en ella de forma sostenida, casi se te llenan los ojos de lágrimas porque es **la solución**. La que te **ayudará a resolver** lo que te estaba causando malestar.

Sabes que tu subconsciente aprueba esta solución porque ha evaluado las otras y las ha eliminado.

Deja que llegue a ti un escenario que te gustaría vivir mañana, uno que combine lo que estás viviendo con dificultad y **la solución...** Siga imaginándose a sí mismo aplicando esta solución, comience con el inicio de su aplicación mediante un gesto, una palabra, una conversación, una acción...

Observas que esta es, efectivamente, **la solución.** Es realista y alcanzable en el tiempo.

Cuanto más imagines este escenario, más se *liberará* tu *respiración del tormento.* Ya sabes lo que tienes que hacer. Sientes el impulso y la necesidad de enfocar tus acciones para pasar a la acción en la aplicación de esta solución. Y cuanto más lo veas como una parte integral de tus próximos días, más natural te parecerá centrarte en él. Porque crees que es **la solución.**

Rápidamente empiezas a descubrir una progresiva sensación de energía que se acumula en tu interior y que te hace querer poner **en marcha** esta solución. Si, al poner en marcha esta solución, fuera necesario hacer ajustes, antes de dormirte, siempre porque la noche trae consejos, le preguntas a tu subconsciente qué ajustes hacer.

Es necesario, como primer paso, que empieces a prestar atención a tus sueños para examinar, explorar y sondear las profundidades de tu subconsciente. Porque es allí donde se encontrarán las respuestas que buscas. Y tu subconsciente está ahí para ti, siempre.

Antes de salir de este trance hipnótico, tómate unos segundos de reloj para agradecer a tu subconsciente lo que está haciendo por ti. Por ordenar todas esas soluciones que *no fueron* **la solución** en su momento para ti.

También se toma unos segundos para agradecerle. Agradézcase por hacer esta cita, una cita hipnótica. Una cita con uno mismo para seleccionar la solución y concentrarse en ella. Concentración que se intensificará en cuanto abra los ojos, como si de ello dependiera la resolución de la dificultad que ocupó sus noches.

Nota del autor : concluir la sesión de hipnosis con un discurso hipnótico para despertar. Puedes usar el de *El paréntesis hipnótico*.

Consejo práctico

Con frecuencia observé en las sesiones que los consultores tenían la solución a su dificultad. Acechando en el fondo de sus mentes, estaba allí, pero tenía la impresión de que tenían miedo de que fuera **la** solución.

Incluso si se han levantado con una solución a su problema, pueden ser reacios a ponerla en práctica tan pronto como salgan de su oficina.

Puedes ayudarles con este práctico consejo.

Todo lo que necesitas es una baraja de 52 naipes (Corazones-Pins-Cuadros-Joker)

Preparación

Antes, escribe en las cartas, con un rotulador permanente, los diferentes temas que aparecen a continuación.

Si quieres, puedes crear etiquetas autoadhesivas y ponerlas en las tarjetas, o simplemente poner etiquetas blancas y escribir en ellas.

Los temas se enumeran según el grado de recurrencia en consulta con mis asesores durante los últimos años. Sin embargo, puede optar por seguir lo que se indica en la lista, o crear sus propios temas y utilizar su experiencia profesional para enumerarlos por orden de recurrencia. El orden que elijas, sin embargo, no tiene ningún impacto en el resultado de este juego.

Temas para :

Joker = tipo de evento

- Herida infantil
- Evento reciente

Corazón = las variantes del miedo

As = decir lo que pienso

2 = dejarse llevar

3 = afrontar el futuro

4 = perder el control

5 = no está a la altura

6 = sin éxito

7 = causar dolor

8 = sufrimiento emocional o físico

9 = arrepentimiento

10 = no tomar la decisión correcta

Valet = perder una persona o dinero

Dama = manejo de conflictos

Rey = frente a la reacción de los demás

Spade = verbo de acción para activar la solución

Como = para expresarme

2 = tomar tiempo para planificar

3 = confiar en mí

4 = dejarse llevar

5 = estimar yo

6 = hacerme valer

7 = reorganizar

8 = cambio

9 = para liberarme

10 = establecer mis límites

Valet = dame la razón

Señora = asumir mi diferencia

Rey = comprometerme

Trébol = diferentes tipos de necesidades

As = reciprocidad

2 = estabilidad

3 = escuchar

4 = bienestar

5 = libertad

6 = seguridad

7 = identidad

8 = respeto

9 = reconocimiento

10 = aceptación de lo que soy

Jack = autorrealización

Señora = tranquilidad

Rey = razón de ser

Diamantes = los diferentes sentimientos para identificar la tendencia a sentirse en un estado

As = solo

2 = cansado

3 = deprimido

4 = vulnerable

5 = impotente

8 = herido

9 = enfadado

10 = traicionado

Jack = culpable

Dama = abandonada

Rey = rechazado

Curso de acción

En la sesión con el consultor, tome las cartas *del comodín* y luego pídale que las baraje y las vuelva a poner en un montón de manera que sólo se vean los dorsos.

Repite con : corazones, picas, tréboles y diamantes.

Ahora tiene los cinco montones frente a él.

Pídeles que piensen en la solución propuesta por la mente subconsciente (o en la que están considerando) para resolver una situación difícil.

A continuación, pídeles que saquen y den la vuelta a una carta de cada montón, en el orden de comodín, corazones, picas, tréboles y diamantes, mientras lees la frase que aparece a continuación:

A causa de un ______________ **(comodín)**, tengo miedo de __________________ **(corazón)**, lo que me impide realizar la primera acción, la de ____________ **(pica)** para activar la solución y así satisfacer mi necesidad de ________________ **(palo)** sin sentir ______________ **(diamante)**.

Ejemplo : Debido a una **herida de la infancia**, tengo miedo de **perder dinero, lo que** me impide realizar la primera acción, que es **cambiar para** activar la solución y así satisfacer mi necesidad de **tranquilidad** sin sentirme **culpable**.

Variante

Puedes redactar la frase como « tú ».

Nota de advertencia

No es su función dar sentido a lo que las cartas « revelan ». Corresponde al consultor sacar sus propias conclusiones. Si no « entienden » el significado en ese momento, puedes escribir la frase completa en un papel y entregárselo.

Sanar de ser un niño no amado

Este texto hipnótico permite al adulto utilizar el sueño de la vigilia para curar las heridas de un niño no amado. La visualización comienza con una nube de partículas de energía curativa, continúa con la inhalación de estas partículas hacia el corazón donde reemplazan todos los viejos sentimientos, disuelven los miedos, curan las heridas emocionales y llenan los vacíos. El corazón, limpio de sus heridas, puede entonces reabrirse al amor.

Objetivos

- Llegar a ser un adulto exitoso a pesar de la falta de amor en la infancia.
- Comenzar un proceso de curación emocional.
- Facilitar su capacidad para llenar su falta de amor incondicional.

Clientela objetivo

Este texto de hipnosis es adecuado para clientes adultos. La persona que consulta :

- está emocionalmente desprovisto;
- menciona no sentirse querida por sus padres;
- siente que fue criada sin amor;
- sufre una herida de abandono;
- está abierto a experimentar con la visualización para curar una herida emocional.

Sanar de ser un niño no amado

Nota del autor : comienza la sesión de hipnosis con un texto de inducción hipnótica seguido de un discurso de profundización. Puedes usar el de *El paréntesis hipnótico.*

Te dejas mecer como una hoja que se mueve hacia el suelo después de haberse **desprendido de** una rama. Esta hoja, al *igual que tú en este momento, se dirige hacia el suelo* y se posa allí **suavemente**.

De la misma manera que esta hoja hace contacto con el suelo, tu mente subconsciente hace contacto contigo a su manera. Se pone en contacto contigo, *y mientras* lo hace de forma hipnóticamente placentera, sigues relajándote poco a poco, gradualmente y al ritmo de tu respiración, que se vuelve tranquila, pacífica, profunda y regular.

Puede que *sientas* una presencia, esto es bastante normal porque, mientras estás más y más en trance hipnótico, tu mente subconsciente se instala naturalmente a tu lado para acompañarte, para ayudarte en este proceso de curación. Está presente, benévolo, escuchándote. En resumen, está *aquí para* ayudarle a sanar de no haber sido amado de niño.

El adulto en el que te has convertido tiene todos los recuerdos, todas las percepciones del pasado ligadas a haber carecido de amor verdadero, nutritivo, presente e incondicional.

El adulto de hoy proporcionará al niño que un día fue lo que **ese niño necesitaba ayer**: escucha, respeto, ternura y, sobre todo, amor incondicional.

De ayer a hoy, se abre un acceso para sanar la herida emocional y entrar en un periodo de curación para vivir sanamente en el futuro, con cicatrices insensibles e invisibles.

En cualquier momento, si las emociones son demasiado fuertes, abrumadoras o desagradables, podrá despertar de este sueño hipnótico y volver plenamente a un estado totalmente agradable, el proceso de curación continuará durante el sueño de sus noches.

Mientras las sensaciones hipnóticamente placenteras siguen ocurriendo de forma natural, una **y otra vez**, ... casi te sentirás como si estuvieras dormido, pero *no estarás dormido. Sin embargo, soñará un sueño hipnótico.* Un sueño despierto como los que promueven la curación.

Mientras *dejas que lleguen* las primeras imágenes, las que sugiere este discurso, deja que aparezcan o no, de forma real o no. De hecho, en este sueño, cualquier cosa puede y puede tomar cualquier forma. *Esto significa* que, como sea y donde sea que percibas este sueño sanador, en las capas profundas de tu mente, todas las sugerencias están profundamente integradas y activadas.

Todas las imágenes que te *llegan, y que dejas que te lleguen de forma natural,* son en colores, sonidos, símbolos y sobre todo en sensaciones. Todo lo que *dejas entrar* sustituye a otras sensaciones, como sensaciones de carencia... sensaciones sentidas en la infancia... *Es como si* este sueño *estuviera* iniciando un proceso de sanación emocional *y toma la forma y el fondo* de una energía que te sana de las carencias emocionales que has acumulado, tanto recientemente como en el pasado, y te permite sanarte y beber en el amor incondicional.

Este sueño va tomando forma a medida que se va formando una nube... una *nube coloreada de luz verde...* una nube que ahora te rodea. Está presente de forma benévola, te sientes bien en su presencia, y sabes intuitivamente que la *luz que compone esta nube* es el resultado de finas partículas de energía curativa.

Permita que estas partículas curativas entren en su cuerpo. Los respiras para traerlos a ti. Ahora circulan dentro de ti, hacia tu corazón.

Y de forma desenfocada pero concentrada, concéntrese en su corazón durante unos segundos de tiempo de reloj, mientras permite que las partículas de energía de luz verde **disuelvan cualquier herida** que pueda haberle causado carencias emocionales.

Respira profundamente... ... Deja que la luz verde que emana de estas partículas de energía curativa, **disipe** cualquier miedo que hayas podido tener sobre las secuelas de no haber amado cuando eras niño, como el miedo a no tener la capacidad de amar... Acepta que te estás curando de los miedos al amor y siente que tienes cada vez más capacidad de amar, ahora que tu proceso de curación ha comenzado.

Para ello, lo único que tienes que hacer es inspirar y concentrarte en tu intención de sanarte de la falta de amor incondicional en tu infancia.

Sólo tienes que estar preparado para curar las heridas emocionales infligidas durante tu infancia. Tu subconsciente y tu inconsciente se activan para que el proceso de curación sea efectivo.

Deja que tu corazón sane y se abra de nuevo al amor... a **tu amor**, al amor que llena tu corazón ahora que está limpio de cualquier viejo resentimiento hacia quien te desagradaba de niño. Acepta que la luz verde está limpiando tu corazón de resentimiento hacia tus padres (o, según la situación, hacia tu madre, padre, otro progenitor, personas con las que viviste de pequeño, etc.).

Impulsado por otra de tus respiraciones profundas, deja que todas las heridas y carencias asociadas al amor se limpien y se lleven, lejos de ti.

Al igual que se hace para curar una herida, deja que tu mente subconsciente utilice la luz verde para limpiar por completo la herida que te dejaron las heridas de amor de tu infancia.

Tu corazón está ahora limpio de lo que obstaculizaba su proceso de curación. Ahora es el momento de llenarlo de amor, de amor puro, de amor incondicional que sólo tú... sólo tú puedes darte.

Imagina tu corazón como un niño, un niño que tomas en tus brazos. Un niño al que abrazas, abrazas y llenas de amor... Busca su mirada y conéctate con él, ese niño, tú como niño, que está presente, presente en tus brazos que lo envuelven hipnóticamente.

De tus ojos fluye el amor incondicional, de tus ojos a los suyos fluye este amor. A través de sus ojos, este amor entra en él y llena su corazón.

Entonces de tu boca salen palabras coloreadas con este amor incondicional. El niño te mira, te escucha con ganas. Está sediento de tus palabras, cuyo amor es música para sus oídos.

Con cada una de tus respiraciones, tu corazón, un corazón de niño fusionado con tu corazón de adulto, se llena como un depósito de una fuente inagotable. Una fuente que se alimenta de sus recursos más profundos y que está a su entera disposición.

Y mientras respiras profundamente otra vez, siente que estás completamente curado. Tu corazón está lleno de amor incondicional y listo para expresar el sentimiento de amor que es la verdadera expresión de la persona que realmente eres.

Despertarás de este sueño hipnótico en unos segundos, pero antes de salir de tu subconsciente, le demuestras espontáneamente todo el amor que sientes por ella abrazándola tiernamente con amor y gratitud.

Y ahora te tomas dos segundos del reloj para agradecerte este gesto de amor que acabas de darte. Ahora eres tú quien te ama incondicionalmente, con respeto, escucha y ternura.

Nota del autor : concluir la sesión de hipnosis con un discurso hipnótico para despertar. Puedes usar el de *El paréntesis hipnótico*.

Consejo práctico

La disociación es un estado natural que se experimenta en el trance. Esto es muy útil para las visualizaciones.

Al disociar al cliente de sus heridas emocionales, le permites dar un paso atrás, distanciarse y descubrir así su poder de acción.

En este texto, puedes sustituir la palabra lesión por :

- Parte de sí mismo : por ejemplo, en lugar de : Por ejemplo, en lugar de « Prepárate para curar las heridas emocionales infligidas durante tu infancia », puedes decir : « Prepárate para curar esa parte de ti afligida durante tu infancia ».
- Partido del sufrimiento: por ejemplo, en lugar de : Por ejemplo, en lugar de decir « El adulto de hoy proporcionará al niño... », puedes decir « El adulto de hoy proporcionará al sufridor... ».

También puedes personalizar este texto utilizando el término « tu niño interior ».

Importante : hay una regla de oro cuando se sugiere la disociación, como en este texto: es volver a asociar al consultante antes de salir del trance. Así, en este texto, la reasociación se sugiere de la siguiente manera : « Tu corazón, corazón de niño, **se fundió** con tu corazón de adulto... ».

La curación del adulto superviviente de abusos

Cuando un niño es víctima de abusos, las heridas físicas suelen ser las que desaparecen más rápidamente, aunque son tan importantes como las heridas del abuso sexual, psicológico y emocional.

Emocionalmente, el dolor es difícil de eliminar por completo. Sin embargo, a través de un camino de curación, lo que cambia es la influencia de este sufrimiento en la vida cotidiana del superviviente. El objetivo de este texto no es olvidar el dolor del abuso, sino reducir su intensidad para que deje de ser un obstáculo para la sensación de bienestar del consejero. A través de la visualización, su asesor será llevado a recorrer su camino de vida mientras atraviesa una etapa de sanación emocional y, de esta manera, dejar que el sufrimiento se desvanezca y pase gradualmente a un segundo plano en su vida cotidiana.

Objetivos

- Guiar al consultante en el camino de la recuperación.
- Acceder a recursos de apoyo a través del subconsciente y el inconsciente.
- Sugerir una limpieza celular de las memorias del cuerpo y de la mente.

Clientela objetivo

Este texto de hipnosis es adecuado para clientes adultos. La persona que consulta :

- ha sido víctima de abusos físicos, psicológicos y/o sexuales;
- menciona vivir con las consecuencias nocivas de los abusos que sufrió de niña;
- sufre un daño emocional como consecuencia de la violencia sufrida;
- está abierto a experimentar con la visualización para sanar y así hacer invisibles las marcas del pasado.

Nota : te recomiendo que consultes previamente a tu consultante para ver si las imágenes acuáticas le resultan problemáticas o incómodas. Se le sugerirá que ponga la cabeza bajo el agua durante este discurso de visualización. Por lo tanto, es importante averiguar si esto les preocupa. Si es necesario, puedes modificar el discurso para que se sumerja hasta un nivel que se considere cómodo, por ejemplo hasta los hombros.

La curación del adulto superviviente de abusos

Nota del autor : comienza la sesión de hipnosis con un texto de inducción hipnótica seguido de un discurso de profundización. Puedes usar el de *El paréntesis hipnótico.*

Las sensaciones que has sentido desde que cruzaste el 0 evocan este estado en ti... un **estado hipnótico**. Te vuelves cada vez más atento al más mínimo silencio... imagen, sonido y sensación que vienen a tu mente... Los acoges con amabilidad de la misma manera... de la misma manera que acabas de ser acogido con amabilidad por tu mente subconsciente que se acompaña de su binomio : el inconsciente.

Y en lugar de seguir sugiriendo calma y relajación, este discurso pedirá a tu mente subconsciente que invoque los recursos necesarios para sanar la parte de ti que sobrevivió al abuso de la infancia.

Curar para sanar y hacer invisibles las marcas del pasado. Es tu mente subconsciente la que te guía hacia el **camino de la curación**. Y para ayudarte a sanar, tu *mente subconsciente le pide a la mente inconsciente que te proporcione* las herramientas para tu curación sin tratar de imponerte nada.

Y mientras te permites experimentar todo esto y más, permites que las imágenes vengan a ti a tu propio ritmo como la imagen de un camino... un camino que está tomando forma ante ti. *Y al igual que cuando ves una película y te sales del escenario habitual de la historia, podrás, si te apetece, parar la película y tomarte un descanso... un descanso de las sensaciones que te surgen, tanto las buenas como las menos buenas...*

Te tranquilizas lo suficiente como para dejar que las imágenes vengan, para seguir dejando que un camino tome forma y, al mismo tiempo, eliges avanzar paso a paso... Y lo que seguirá en este discurso puede **suscitar** tal alivio en ti que las imágenes que dejas venir acompañadas de sensaciones *sanadoras* **borrarán** sin duda muchos recuerdos de tu infancia...

Lo curioso de las imágenes de este camino... **el camino de la curación,** ... es que van acompañadas de un sentimiento de confianza... confianza en la propia mente y en el propio cuerpo... confianza en que es posible sanar el propio pasado.

Y lo interesante de las imágenes en este camino... **de curación...** es que no hay que escuchar las sugestiones tal y como se dan, sino simplemente dejar que vengan de una forma u otra... en imagen, símbolo, sonido o sentimiento... continuas o interrumpidas por pensamientos... no importa, todo es hipnóticamente efectivo para la curación...

E incluso, al recorrer este camino, te das cuenta de que está lleno de agujeros... agujeros que has evitado, pero a veces, para facilitarte la tarea, te has metido en algunos de ellos y has salido dolorosamente.

En el cielo aparecen algunas nubes y se vuelven tan densas que algunas gotas de agua caen del cielo hacia el suelo.

Los agujeros frente a ti se llenan de agua, un agua que percibes como hipnótica. Sabes intuitivamente que todo lo que se ve y se percibe, en este momento de la sesión, es fruto de tu imaginación creativa... El agua de la lluvia se mezcla con la tierra y se vuelve naranja...

Esto significa que los agujeros frente a ti están llenos de agua de color naranja y, curiosamente, el color naranja te tranquiliza...

Sigues caminando por este sendero y luego disminuyes el paso cuando un charco de agua naranja frente a ti es tan grande que te detienes un momento... un momento de reflexión... Como un óvalo de luz naranja, lo que está frente a ti parece curiosamente atrayente... *¿Es posible que lo que está frente a ti sea el recurso prometido por el subconsciente para curarte?*

Te permites creerlo y te diriges hacia este óvalo con agua naranja... Sabes que la benevolencia de tu subconsciente es absoluta... confías en ella... te diriges al óvalo... estás, ahora, en el centro del óvalo, con el agua hasta los tobillos...

La lluvia es cada vez más intensa, se oye *un ...chapoteo..., el* sonido de cada gota que se suma al charco... un ... un *chapoteo* tranquilizador que te reconforta... el sonido de este chapoteo es diferente al que se escucha en ... El sonido de este *chapoteo* difiere en función de si la gota de agua cae en el agua o en su cuerpo. *¿Es posible que estas gotas de agua sean el recurso que te ofrece tu mente subconsciente para crear una limpieza celular para la curación, una especie de luz purificadora de todas tus células de la memoria, limpiando la oscuridad de tu cuerpo... pulverizando los recuerdos para ser borrados?*

Inspira y espira muy profundamente y abre todas tus memorias celulares para que la luz purificadora entre poco a poco, para que las partículas de energía que la **componen** entren para **romper las memorias** y hacerlas **desaparecer...**

No tienes que hacer nada específico en este momento, sólo permanecer en este estado de hipnosis y dejar que el subconsciente y el inconsciente activen la energía curativa a través de la limpieza de tus memorias celulares... **Enfocado y desenfocado al mismo tiempo** te mantienes despierto a este poder que tenías en ti y que estás usando en este momento.

Te curas **de todas las situaciones** en las que te has encontrado...

Ve o siente, o ambos, la luz que se extiende a través de ti. Escucha el... *chapoteo...* que significa que la gota hará su magia hipnótica. El nivel del agua aumenta a medida que aumenta la lluvia: estabas hasta los tobillos de agua, ahora estás hasta los hombros... Las gotas, en combinación con la tierra, dan al agua ese tono anaranjado. Esta doble alianza multiplica los poderes curativos, los multiplica **una y otra vez**.

Decides, para una curación aún más potente, poner la cabeza bajo el agua. Con este gesto, **todas** tus memorias celulares, independientemente de su ubicación en tu cuerpo, se limpian. Sentir que la limpieza se abre paso a través de ti y se mueve *de célula en célula, te da una sensación de libertad.*

Ahora dirija su atención a su respiración y **respire**... **exhale profundamente**, porque en el mundo de *lo posible*, en el estado de hipnosis, es posible respirar profundamente aunque esté total y completamente, en cuerpo y mente, sumergido bajo el agua naranja purificadora...

Sabes intuitivamente que en este momento puedes pedir a tu mente subconsciente que dirija la luz a las memorias celulares más oscuras y así efectuar una transmutación celular purificándolas hasta llenarlas de luz.

Deja que tu cuerpo se relaje... Deja que se disuelva lo necesario para retomar el camino de tu vida con confianza. En el interior, tu cuerpo sigue sanando. En el exterior, la lluvia ha cesado y *el sol vuelve a estar disponible para quienes se permiten tomar conciencia de él y buscar el calor de sus rayos.* Y ahora sientes la necesidad de salir del agua y continuar el camino de tu vida.

Antes de cruzar de nuevo al estado de conciencia, tu mente subconsciente y su más preciado aliado, tu mente inconsciente, confirman que tu historia de vida está purificada. Esto significa que es el comienzo de una nueva historia, la historia de tu vida, una historia en la que oyes, entre las palabras, las imágenes, las sensaciones y los sonidos, una especie de bienestar...

Tus recursos más profundos cobrarán *vida una y otra vez* según sea necesario. *De* hecho, hipnóticamente, el más mínimo *chapoteo reactiva* el poder purificador del agua. Con un simple ... *splash... splash*, ... que *escuchas* a veces inconscientemente y a veces conscientemente, cada vez, el proceso de curación *se reactiva...* se reactiva con un simple... ***splash...***

Es una especie de melodía hipnótica en un medio tono... Acompañas esta melodía con palabras de agradecimiento a tu subconsciente e inconsciente. Incluso añades un estribillo para darte las gracias por permitirte caminar y sentarte en ese charco naranja.

Nota del autor : concluir la sesión de hipnosis con un discurso hipnótico para despertar. Puedes usar el de *El paréntesis hipnótico*.

Consejo práctico

¿Conoces la técnica de la sugestión metafórica sin palabras?

Es el uso de una onomatopeya para crear un efecto de resonancia en el inconsciente con el fin de despertar una memoria implícita y, así, permitir al consultante imaginar libremente lo que usted propone en imágenes. De este modo, ya no es necesario nombrar la lluvia o las gotas a lo largo de su discurso, sino que basta con hacer el sonido « splash ».

Técnica de comunicación paraverbal: para que el discurso sea aún más potente, puedes pronunciar el sonido **« splash »** levantando la cabeza y bajándola, imitando así la gota que cae del cielo hacia el suelo, y creando así un efecto de movimiento como el de la gota de agua. Esta dirección del sonido de su voz será percibida por el subconsciente de su consultante.

Fue mientras buscaba formas de integrar más comunicación paraverbal en mis discursos hipnóticos cuando descubrí las sugestiones de metáforas sin palabras. Si tuviera que definirlas, diría que son una secuencia (continua o discontinua) de sonidos, ruidos y onomatopeyas que sugieren en sentido amplio ciertas imágenes, emociones y sentimientos.

Descubrí que esta técnica tenía algunas ventajas :

- Ayudar al consultante que intelectualiza y racionaliza, durante el transcurso de una visualización, a interrumpir su discurso interno y a soltarse más fácilmente.
- Añadir humor e incluso confusión al discurso hipnótico es útil para reducir la carga emocional de ciertas imágenes. No se trata aquí de hacer humorístico un tema como el maltrato, sino de modificar la intensidad de los sentimientos que evocan ciertos recuerdos de la infancia.
- Proporcionar un efecto sorpresa y aumentar así el impacto de la espontaneidad de la parte creativa de la mente del consultante en la búsqueda de la visualización guiada.

La elección de la onomatopeya puede hacerse con cuidado. Puede vincularse a su campo de asociación de ideas conducentes a los objetivos de la visualización guiada. Si, por ejemplo, su consultor tiene dificultades para liberar la presión que siente en el trabajo, puede, durante su discurso que sugiere para descomprimir, emitir el sonido... *pfff*... por ejemplo : tu cuerpo se descomprime... cada vez más... libera la presión... como *pfff...* cada vez más... *pfff*...

Ciertamente, el uso de esta técnica está relacionado con su personalidad, el grado de relación terapéutica que tenga con su consultor y su nivel de confianza para salirse de las técnicas de hipnosis tradicionales que emplea.

Le invito a que lo pruebe y estoy seguro de que encontrará algo que cree un efecto poderoso en sus visualizaciones para sus consultores de todas las edades.

Diálogo entre luces y sombras

Según el psiquiatra suizo Carl Gustav Jung, « poner al hombre frente a su sombra es también mostrarle su luz . Sabe que la luz y la sombra hacen el mundo... Si ve su sombra y su luz al mismo tiempo, se ve a sí mismo desde ambos lados y así llega a su centro. »

El simbolismo de la Luz y la Sombra es conocido por crear efectos liberadores y de concienciación. Este texto se basa en este simbolismo y combina los beneficios de dos poderosas herramientas para el cambio: la hipnosis y la meditación. Descubra la hipnomeditación con la ayuda de este sorprendente texto que le guiará paso a paso.

Objetivos

- Colócate en la posición de observador para escucharte a ti mismo.
- Deja que las partes oscuras y claras de la experiencia coexistan de forma saludable.
- Aliviar la culpa asociada al arrepentimiento.
- Liberar el dolor y la tristeza reprimidos.
- Tomar conciencia de una situación pasada para reencuadrarla de forma aceptante y solidaria.
- Sugerir un efecto liberador en los cuerpos emocional, psicológico y físico.

Clientela objetivo

Este texto de hipnomeditación es adecuado para clientes adultos. La personna qui consulta :

- está pasando por un período oscuro, pesado y negro;
- se encuentra en un círculo vicioso alimentado por las cavilaciones sobre sus acciones pasadas;
- se arrepiente de algunas de las decisiones que ha tomado en su vida;

- tiene tendencia a la pena y al dolor cuando piensa en las consecuencias de sus decisiones;
- se siente culpable cuando recuerda ciertas situaciones de su pasado;
- está abierto a experimentar con la hipno-meditación.

Importante : he creado este texto para que sea completo y esté listo para su uso. La hipnomeditación es una práctica disponible para todos los hipnoterapeutas y sus clientes. No requiere ninguna experiencia de meditación. Por el contrario, sus clientes de meditación pueden beneficiarse de este texto sin necesidad de tener experiencia en hipnosis.

Nota : el entusiasmo por la meditación de Sarah Bouchard[1], a quien tengo el privilegio de contar entre mis amigos, fue una fuente de inspiración para la redacción de este texto. Nuestras dos pasiones se fusionaron para convertirse en la hipnomeditación.

Definición : la hipnomeditación, en mi opinión, está en el límite entre la hipnosis y la meditación.

Empecemos por la similitud entre ambas : la meditación, al igual que la hipnosis, comienza con un estado de relajación.

Para alcanzar un estado meditativo y también hipnótico, la relajación es imprescindible. Se trata de relajarse **para cambiar** el estado de conciencia.

La diferencia ahora... La hipnosis se caracteriza por el estado de inconsciencia y un estado de alteración de la conciencia que se sugiere para conciliar **el sueño** y retirarse para dar paso. Se sugiere así **la ausencia de conciencia**. El hipnoterapeuta puede sugerir imágenes. Sin embargo, esta sugestión se dirige a la mente subconsciente, el consultante no tiene que « verlos » para que la sugestión sea efectiva.

La meditación se caracteriza principalmente por la **presencia de la conciencia**.

---

[1] Es autora de dos libros en francés: *Le pouvoir de la méditation* (2016) y Le *Guide de l'Âme au quotidien - 70 sujets de réflexion* (2020).

El estado de conciencia se convierte en el **testigo**, el **observador de** lo que está presente en la imaginación creativa. La Conciencia se convierte entonces en Conciencia.

Utilizando el principio de rotación de los estados conscientes sugeridos por un discurso de hipnomeditación, su consultor se beneficiará de dos poderosas herramientas para el cambio, la hipnosis y la meditación.

Nota del author : hay dos maneras de hacerlo :

- Como en una sesión de hipnosis, es decir, cómodamente sentado en posición semirrecostada o recostada, con los brazos y las manos a los lados.
- O como una sesión de meditación. En su libro *Le pouvoir de la méditation*[2], Sarah recomienda « *sentarse con las piernas cruzadas ». Sin embargo, es aconsejable tener un cojín firme. Sugiere que te sientes en el cojín con la espalda erguida y recta y que cruces las piernas por delante. A continuación, balancéate para ponerte cómodo en el cojín y pon los brazos y las manos en una posición en la que te sientas cómodo, sobre los muslos, con las palmas hacia arriba o hacia abajo.*

Sarah y yo recomendamos que se ofrezca la posición de decúbito prono a un consultante que tenga poca experiencia en la posición de meditación. Puede causar molestias en la espalda y en las rodillas de los principiantes. Nuestra sugerencia es probarlo con el consultor antes de decidir una posición que se mantenga durante unos 15-20 minutos.

También es posible sugerir al consultante una posición inicial e invitarle, si se siente incómodo, a cambiarla a lo largo de la sesión de hipnomeditación. La comodidad del cuerpo es imprescindible para una experiencia óptima.

---

[2] Bouchard, Sarah. *Le pouvoir de la méditation*. Ottawa: Éditions de Mortagne, 2016, p. 24-25.

Diálogo entre luces y sombras

Nota del autor : se incluye la inducción *La burbuja hipnomeditativa*, una **profundización** y un **despertar**.

Inducción - La burbuja hipomeditativa

Ponte cómodo... Colócate sin apego a una posición específica, permítete ajustar tu posición de cuerpo y mente para estar muy cómodo... comodidad cada vez más presente en ti. Ahora cierra los ojos.

Presta atención a tu respiración natural, la que *actualmente anhela la* relajación... Evita juzgarla o analizarla, sólo sé consciente de su **presencia...**

Lo haces **muy bien.**

Acepta, durante los próximos segundos, dejar lo cotidiano fuera, lejos de ti. *Y mientras te* colocas en una burbuja hipno-meditativa, ésta deja pasar sólo el sonido de mi voz (y el sonido de la música[3])... Toma conciencia del sonido sin apegarte a las palabras... simplemente percibe el sonido y las sensaciones en tu cuerpo...

Escucha a tu cuerpo. Siente cómo todo tu cuerpo se vuelve cada vez más pesado y se apoya con todo su peso en la superficie sobre la que estás.

Inspira y espira, y con cada exhalación tu cuerpo se asienta más.

Ahora escucha tu respiración, observa su movimiento natural, la inhalación, la exhalación... Sigue este movimiento y conviértete en **testigo** de tu respiración.

Te sientes **presente**. Te sientes **ausente**.

Tu presencia está **cada vez más** presente... Esta presencia está ausente de todo juicio. Absorbe esta presencia.

---

[3] Te recomiendo la música especializada: MP3 - Accueillir le présent - música binaural para la meditación y la relajación. Este producto con licencia para profesionales es una música instrumental de fondo para facilitar la relajación y la meditación. Puede adquirirse en www.distributionsdpa.com

Y como un testigo de tu estado actual, **el sol** que dejas entrar en tu imaginación creativa te da una sensación de calidez y suavidad que **agradeces** totalmente.

El calor del sol ayuda a relajar todos los músculos. No hay que preocuparse si *no puedes* visualizar este sol, *porque sabes intuitivamente lo que voy a confirmarte*, que basta con pensar en él para manifestar su presencia. Porque aunque esté ausente visualmente, está presente. Presente, brillante y cálido.

Ahora alarga tus inhalaciones y exhalaciones... Tómate el tiempo que necesites para respirar **una y otra vez de** forma lenta y profunda... ... Siente cómo sube y baja tu vientre...

Te sientes cada vez más presente a medida que **tu conciencia se eleva desde tu cuerpo físico**. Te das cuenta de la ausencia de molestias...

Tu conciencia *se desprende*, se eleva por encima de ti como **observador de lo que** estás sintiendo en este momento... **Tu *conciencia*** tiene la capacidad de caminar, de moverse para sacar a **la luz lo que es** importante en este momento...

Has concertado una cita contigo mismo para estar presente mientras la Sombra dialoga con la Luz... Deja que el sonido de mi voz te guíe para estar **presente, para presenciar y observar** su diálogo.

Si te sientes como si estuvieras dormido durante la sesión, debes saber que estar dormido es sólo una sensación. En realidad, su cuerpo está tan relajado y tranquilo que transmite la imagen de un ser dormido. Tu mente es ***consciente*** del diálogo entre **tu** sombra y **tu** luz, pero en un estado hipnótico.

Profundización

Sitúate como observador del momento presente. *En el reloj del tiempo presente, es mediodía* y, como las manecillas del reloj, te colocas en la parte superior del reloj, te haces presente a lo que ocurre debajo de ti...

La Sombra y la Luz están presentes, se sitúan una al lado de la otra como los números de un reloj, el 9 y el 3, el 1 y el 11, y cuanto más escuchas los números, más elevas tu conciencia...

Juntos como el 4 y el 8 o como el 10 y el 2, una y otra vez tu conciencia se eleva... La Sombra y la Luz están presentes simultáneamente como el 5 y el 7, y eres ***consciente de*** su presencia.

Texto (guión) de la sesión de la hipnomeditación

Observa lo que ocurre en tu interior mientras observas la Sombra.

Fiel a tus pasos, tu sombra se aferra fielmente a ti durante todo el día cuando estás de espaldas al sol. Por la mañana y al final del día, su tamaño es imponente, pero se reduce a la nada cuando la luz del sol está en su cenit.

Eres consciente de que cada vez es más pesado tirar detrás de ti. Un poco como la bola y la cadena de la que tira un prisionero. Una bola y una cadena de arrepentimientos... arrepentirse hasta sentirse libre para vivir felizmente... Prisionero de la sombra.

Entonces se pone delante de ti y te das cuenta de que lo que proyecta delante de ti es más negro que el negro, ennegrecido por la pena.

Tan pesado, tan oscuro que te cuesta aceptar algunas de las partes más oscuras de tu pasado, pero sabes que la Sombra tiene un propósito.

Quita los ojos de la Sombra y observa lo que sucede dentro de ti mientras miras alrededor de la Sombra, mientras ves la Luz, tu Luz rodeando, abrazando a tu Sombra. Rodéalo de bondad. **La Luz acoge a la Sombra en su interior.**

Deja que existan por unos momentos y que se expresen. La Sombra tiene derecho a hablar, a contar su historia, así como la Luz tiene derecho a expresarse... Si el arrepentimiento, la pena, el dolor, la culpa surgen de la Sombra, acógelos en el Amor y el derecho a ser...

La Sombra tiene derecho a vivir sus emociones, a hablar de sus estados de ser para liberarse de este peso.

Date el derecho de dejar de tener *miedo a tu sombra* y a las emociones que contiene... A la *luz de* lo que vas a escuchar, siente el comienzo de un sentimiento de bienvenida, un preludio del perdón...

Para perdonarte por lo que fue, para perdonarte por lo que fue...

La luz irradia benevolencia, déjate llevar... Estás presente en esta conversación, en este diálogo.

Mantente **presente** y **acepta en la medida de lo posible** lo que se dice y se vive... Eres el testigo de este diálogo. Sólo hay que escuchar el diálogo. Que la Luz entre en contacto con la Sombra.

Presta atención a la densidad de tu sombra, que se va aclarando a medida que avanza este diálogo.

Entonces escucha lo que la Luz le dice a la Sombra y lo que ésta tiene que decirte sobre ti...

Es hora de que el sonido de mi voz tome el camino del silencio. Y este silencio te permite escuchar el diálogo con claridad... Tómate tiempo, tu tiempo, para escuchar este diálogo.

Cuando termine, respire profundamente tres veces para ventilar su cuerpo físico y emocional, agradeciendo a su sombra y a su luz por este diálogo liberador y bondadoso.

Nota del autor : *espere la señal de las 3 respiraciones antes de continuar su discurso.*

Toma ahora la decisión de seguir abrazando tu sombra con la luz de tu ser. Tus decisiones y acciones del pasado están ahora abrazadas en la bondad de tu perdón.

Despertador

Ahora deja que tu Conciencia descienda y toma conciencia del cambio en tu cuerpo.

Recupera suavemente la conciencia de tu posición, la conciencia de tu cuerpo y la conciencia de tu respiración.

Vuelve lentamente a tu propio ritmo con pleno respeto por ti mismo.

Tómate el tiempo de volver, de estar aquí, de ser tú mismo.

Después, respira y estírate, rodeándote con los brazos de forma cariñosa. Y abre los ojos.

Nota del autor : *si la posición de partida era sentada con las piernas cruzadas, puedes añadir: « Descruza las piernas. Masajea tu espalda meciéndote hacia adelante y hacia atrás. »*

Consejo práctico

Para garantizar que el estado hipnótico y la toma de conciencia duren más allá de la apertura de los ojos, le recomiendo que cargue al consultante y concierte la siguiente cita al principio de la consulta.

Así, cuando se despierte, podrá permanecer en su « burbuja » y salir a su ritmo. Un poco como el principio de tomar un descanso después de un masaje, en lugar de vestirse y volver al trabajo. Así que no sigues adelante, sino que sigues adelant.

La toma de conciencia no debe cesar cuando el consultante comienza a moverse de nuevo y se levanta para salir de su despacho. Este periodo, comúnmente llamado periodo de post meditación, le permite reanudar gradualmente su día y pasar a la acción manteniendo, al menos parcialmente, los logros integrados durante la sesión de hipnomeditación.

Dormir con las dos orejas

Situado en una burbuja hipomeditativa con la ayuda de una inducción, el consultante eleva su conciencia, lo que le permite dar un paso atrás y observar la presencia y el movimiento de las partículas de pensamiento y emoción que están perturbando su mente e interfiriendo en su sueño. Al aceptar la metáfora de un jarrón de cristal lleno de agua turbia, adquieren la capacidad de relajarse, detener la agitación y permitir que estas partículas se asienten, para lograr tanto la claridad como el sueño profundo.

Objetivos

- Adopte una postura observadora para identificar lo que interfiere para conciliar el sueño.
- Fomentar el abandono de las cavilaciones mentales.
- Promueve un sueño profundo y reparador.

Clientela objetivo

Este texto de hipnomeditación es adecuado para clientes adultos. La versión adaptada, incluida después del texto principal, es adecuada para niños de 5 a 13 años. La persona que consulta :

- tiene dificultades para mantener el parloteo interno, lo que le impide dormir;
- tiene una mente inquieta;
- tiende a experimentar episodios de insomnio;
- está abierto a experimentar con la hipno-meditación.

Importante : he creado este texto para que esté completo y listo para su uso. La hipnomeditación es una práctica disponible para todos los hipnoterapeutas y sus clientes. No requiere ninguna experiencia de meditación. Por el contrario, sus clientes de meditación pueden beneficiarse de este texto sin necesidad de tener experiencia en hipnosis.

Dormir con las dos orejas

Nota del autor : se incluye la inducción *La burbuja hipnomeditativa*[4], una **profundización** y un **despertar**.

Inducción - La burbuja hipomeditativa

Ponte cómodo... Colócate sin apego a una posición específica, permítete ajustar tu posición de cuerpo y mente para estar muy cómodo... comodidad cada vez más presente en ti. Ahora cierra los ojos.

Presta atención a tu respiración natural, la que *actualmente anhela la* relajación... Evita juzgarla o analizarla, sólo sé consciente de su **presencia...**

Lo haces **muy bien.**

Acepta, durante los próximos segundos, dejar lo cotidiano fuera, lejos de ti. *Y mientras te* colocas en una burbuja hipno-meditativa, ésta deja pasar sólo el sonido de mi voz (y el sonido de la música)... Toma conciencia del sonido sin apegarte a las palabras... simplemente percibe el sonido y las sensaciones en tu cuerpo...

Escucha a tu cuerpo. Siente cómo todo tu cuerpo se vuelve cada vez más pesado y se apoya con todo su peso en la superficie sobre la que estás.

Inspira y espira, y con cada exhalación tu cuerpo se asienta más.

Ahora escucha tu respiración, observa su movimiento natural, la inhalación, la exhalación... Sigue este movimiento y conviértete en **testigo de** tu respiración.

Te sientes **presente**. Te sientes **ausente**.

Tu presencia está **cada vez más** presente... Esta presencia está ausente de todo juicio. Te sumerges en esta presencia. Y como un testigo de tu estado actual, **la luna que** dejas entrar en tu imaginación creativa te trae una sensación de calma y descanso que **acoges** completamente.

---

[4] La versión de esta inducción se ha personalizado con el discurso hipnótico *Dormido en las orejas*. La versión original se encuentra en el texto de hipnomeditación *Diálogo entre la luz y la sombra*.

La blancura de la luna te ayuda a relajar todos los músculos. No hay que preocuparse si *no puedes* visualizar esta luna, *porque sabes intuitivamente lo que voy a confirmarte*, que el hecho de pensar en ella es suficiente para manifestar su presencia. Porque aunque esté ausente visualmente, está presente. Presente, blanco y calmante.

Ahora alarga tus inhalaciones y exhalaciones... Tómate el tiempo que necesites para respirar **una y otra vez de** forma lenta y profunda... ... Siente cómo sube y baja tu vientre...

Te sientes cada vez más presente a medida que **tu conciencia se eleva desde tu cuerpo físico**. Te das cuenta de la ausencia de molestias...

Tu conciencia *se desprende*, se eleva por encima de ti como un **observador de lo que** estás sintiendo en este momento... **Tu *conciencia*** tiene la capacidad de caminar, de moverse para **aclarar lo que es** importante en este momento...

Has concertado una cita contigo mismo para estar presente, para *ver y sentir cómo las partículas de tus pensamientos y emociones* se van asentando poco a poco, como las partículas se asientan de forma natural en el fondo de un jarrón de cristal... Y mientras todo se hace en la acogida y en la amabilidad, simplemente déjate guiar por el sonido de mi voz, para estar **presente, testigo y observador de** este movimiento de la mente que disipa el desorden y te permitirá así dormir sobre tus dos orejas.

Si te sientes como si estuvieras dormido durante la sesión, debes saber que estar dormido es sólo una sensación. En realidad, su cuerpo está tan relajado y tranquilo que transmite la imagen de un ser dormido. Tu mente, por otro lado, es muy consciente ***de*** cómo reunir y configurar tu sueño *esta noche, mientras te hace vivir este momento en un estado hipnótico.*

Profundización

Bajo la influencia benévola de la luna, sientes que te posicionas como observador del momento presente.

No sé si has notado *que* tu cabeza está ahora mucho más relajada... *y eso es bueno... Te toca aprovechar* este momento para aclarar todos estos pensamientos y emociones como las impurezas del agua se depositarían en el fondo de **un gran jarrón** para dejar un agua clara y cristalina.

Y aunque puedes seguir oyendo *esa* voz que habla, no tienes que escuchar, porque hay otra parte de ti que escucha y entiende, todo lo que hay que entender para *ser y hacer...* Haz como si, durante esta cuenta atrás de 10 a 0, tu cabeza, tu cráneo se volviera cada vez más transparente para que en el 0, tu cráneo se transforme en una calavera de cristal... Sabes intuitivamente lo que esto significa para ti... **10,** imagina que la parte superior de tu cráneo es de cristal, **9,** tienes la posibilidad de ver a través de él, **8,** desde la parte superior, la transformación de tu cráneo en cristal inicia un descenso hacia la parte posterior de tu cráneo, **7, 6, 5,** tu cráneo es parcialmente de cristal, **4, 3, 2,** sólo queda tu mandíbula, **1, 0**... Observas la transformación, tu cráneo es de cristal y estás **presente, presenciando y observando** cómo tu cráneo de cristal se metamorfosea en un cráneo de cristal.

Texto (guión) de la sesión de la hipnomeditación

Observa lo que ocurre en tu interior mientras respiras profundamente, relajando todos tus músculos. Empezando por la parte superior de la cabeza, *respira en la dirección* que te convenga, arriba y abajo, arriba y abajo...

Puedes elegir la dirección que más te convenga en este **momento**, como **por ejemplo arriba y abajo**, lo que sugiere **una dirección a** las partículas que perturban tu mente.

Elige dejar que se instalen **en el fondo para acceder a un sueño profundo.**

Estás presente en este descenso... Redonda y ligeramente ovalada al mismo tiempo, la calavera de cristal que observas está llena de partículas de diálogo, comentarios, ideas y emociones. Lleno y agitado, conoce el movimiento. Y como la calavera se proyecta aquí y allá, es difícil que puedas distinguir algo...

Elige dejar de agitar tu mente y deja que las partículas empiecen a descender a las profundidades de la calavera de cristal para obtener claridad.

Manténgase **presente** y **acepte todo lo posible** de lo que se percibe... Usted es el testigo de la opacidad de lo que fluye a través del cráneo de cristal. Sólo observa y siente lo que se despeja. Deje que las partículas entren en contacto con el fondo del cráneo y se asienten allí.

Presta atención a la sensación de sueño que se intensifica cada vez que una partícula se deposita en el fondo.

Bajo la influencia de la luna, se crea claridad en el cráneo. Cuanto más se asientan las partículas en capas y recubren el fondo del cráneo, más adoptan una forma específica.

Este formulario le informa de lo que *perturba* su sueño.

Mientras las partículas se depositan en el fondo, tú tienes el poder de cuidarte.

La pureza de lo que ahora fluye a través de la calavera de cristal te permite entrar en un poderoso estado de dejar ir con plena **conciencia.**

Sabes intuitivamente que cuando hablamos de soltar, de partículas y de estado hipnótico, son sólo palabras. Has cerrado los ojos sabiendo conscientemente que hay muchas cosas que no sabes que sabes, lo que implica que lo sabes intuitivamente.

Puedes prestar atención a lo que ocurre aquí, al igual que puedes dejar que tu **conciencia** descanse y pedir ayuda a tu subconsciente. Hace exactamente lo necesario para identificar con mayor claridad lo que se ha depositado en el cráneo de cristal. Utilizando la reverberación de la luz de la luna, juntos **identificáis lo que os quitaba el sueño...**

Y mientras continúo acompañándote, **silenciosamente...** entonces tranquilamente se instala en todas las partes de tu mente... inconsciente y Consciente, la conciencia útil y necesaria, conciencia que pone en marcha un proceso de **acogida de lo que es...**

Y en un benévolo dejar ir, todo se une y cae bien en *tu vida mañana después de un sueño profundo*. En un eco de silencio, mi voz **descansará en un profundo silencio**.

Cuando la toma de conciencia haya terminado, respira profundamente tres veces para iniciar un proceso de confianza en tus recursos más profundos para recuperar la capacidad de dormir profundamente.

Nota del autor : *espere la señal de las tres respiraciones antes de continuar su discurso.*

Una sonrisa interior aparece en el rostro de tu **Conciencia**. Agradece a tu subconsciente la ayuda que te ha prestado.

Despertador

Ahora deja que tu Conciencia descienda y toma conciencia del cambio en tu cuerpo.

Recupera suavemente la conciencia de tu posición, la conciencia de tu cuerpo y la conciencia de tu respiración.

Vuelve lentamente a tu propio ritmo con pleno respeto a ti mismo.

Tómate el tiempo de volver, de estar aquí, de ser tú mismo.

Luego respira para estirar, mueve la cabeza con la firme convicción de que el agua permanece cristalina en tu mente. Y ahora abre los ojos.

Nota del autor : *si la posición inicial era sentado con las piernas cruzadas, puedes añadir : « Descruza las piernas. Masajea tu espalda meciéndote hacia adelante y hacia atrás. »*

Consejo práctico

¿Cómo puede ayudar a sus jóvenes clientes a relajarse después de un largo día en la escuela? ¿Cómo puede ayudarles a calmar sus cogitaciones mentales o las ondas emocionales que les impiden relajarse o conciliar el sueño por la noche? A través de la hipnomeditación, por supuesto.

Esta es una versión acortada y modificada de este texto de hipnosis para que sea más eficaz para todos sus clientes jóvenes de 5 a 13 años.

Le recomiendo que le enseñe a hacer esta hipnosis y le sugiero que la modifique para adaptarla a la edad de sus jóvenes clientes.

Los elementos básicos son :

- imagina que la cabeza se vuelve transparente;
- ver agua turbia;
- encontrar una manera de detener la agitación interior;
- identificar lo que se ha depositado en el fondo;
- encontrar la paz con la ayuda de la luna;
- crear un ancla para mantener la mente clara.

Postura : no es necesario pedir a tu joven cliente que haga posturas complicadas, que recite mantras o que se encierre en una habitación. Puede hipnotizar sentado en su silla favorita en posición de « rana. » También puede optar por tumbarse en la cama y pasar del estado hipnomeditativo al estado de sueño profundo.

Escenario de hipno-meditación - Dormir en él (para clientes jóvenes)

Inspira profundamente y espira... siente que tu cuerpo se relaja. Y ahora cierra los ojos.

Lo haces muy bien.

Imagina que estás acostado y que miras la luna sobre ti, redonda y blanca... Esta luna te calma.

Ahora toma tus manos y colócalas sobre tus orejas...

Nota del autor : *espere a que él/ella cumpla antes de continuar su discurso.*

Muy bien.

Imagina tu cabeza rodeada por la luz blanca de la luna. Tus manos tienen el poder de hacer tu cabeza transparente, lo que significa que verás dentro de tu cabeza.

Su cabeza se vuelve cada vez más transparente, como si fuera un gran jarrón de cristal.

Cuando tu cabeza se transforma en un gran jarrón, puedes poner las manos en tu cuerpo

Nota del autor : *espere a que él/ella cumpla antes de continuar su discurso.*

Lo haces muy bien.

Con tus otros ojos, ves por encima de tu cuerpo y tienes el poder de mirar lo que hay en el gran jarrón.

Este gran jarrón se mueve y hace que el agua se mueva, cargada de pensamientos y emociones, enturbiándola.

Imagina que el agua del jarrón está embarrada.

Ahora usa tu valor y tu fuerza para evitar que el gran jarrón se mueva. Usa también algo que inventes ahora mismo para evitar que el jarrón se mueva.

Cuando el jarrón deje de moverse, pon la mano en la frente.

Nota del autor : *espere la señal antes de continuar su discurso.*

Lo estás haciendo muy bien. Vuelve a poner la mano en el cuerpo.

Mientras el jarrón grande está inmóvil, imagina que las partículas de barro se hunden hasta el fondo del jarrón grande... Cuanto más se hunden, más clara y transparente se vuelve el agua del jarrón grande.

Ahora visualiza lo que se ha depositado en el fondo del jarrón grande. Toma forma y te informa de lo que te quitaba el sueño.

Por último, imagina que la luna blanca tiene el poder de tranquilizarte y hacerte sentir bien. La luna encuentra suavemente soluciones y te da la fuerza para hablar de lo que te preocupa. Para sentir lo que hay que sentir.

La luna te ayuda a dormir profundamente. Respira lentamente mientras te relajas en el sueño.

Deja que el gran jarrón desaparezca lentamente. Ahora tu cabeza vuelve a estar sobre tus hombros y sólo tú conoces este secreto que te susurraré... El agua de tu cabeza es clara y transparente, es agua que la blancura y el poder de la luna hacen y seguirán haciendo luminosa.

Ahora mueves las manos y abres los ojos (ya puedes dormirte).

Despejar la mente y liberar las emociones

Este texto de hipno-meditación combina los beneficios de la hipnosis y la meditación. Utiliza las metáforas de una estrella brillante y benévola y de un lago profundo en el que se estancan los pensamientos y las emociones, formando la carga mental que hay que liberar. La energía generada por las potentes ondas de luz de la estrella penetra en la oscuridad del agua y desenreda los obstáculos para purificar la masa densa y liberar eficaz y duraderamente el cuerpo y la mente. Ésta, aligerada de su pesada carga, se abre entonces al cambio para un mejor bienestar.

Objetivos

- Ponerse en la posición de observador para sentir los efectos de una sugestión de purificación y liberación.
- Favorecer la liberación y limpieza de la carga mental y emocional.
- Eliminar, de forma acogedora y benévola, los pensamientos que perjudican el bienestar.
- Mantener el espíritu limpio para dejar espacio a otra cosa.

Clientela objetivo

Este texto de hipnomeditación es adecuado para clientes adultos. La personna qui consulta :

- tiene dificultades para liberar su mente de las pesadas cargas mentales;
- tiene la mente llena de pensamientos;
- tiende a mantener sus emociones atrapadas en su cuerpo;
- está abierto a experimentar con la hipno-meditación.

Importante: El autor ha creado este texto para que esté completo y listo para su uso. La hipnomeditación es una práctica disponible para todos los hipnoterapeutas y sus clientes. No requiere ninguna experiencia de meditación. Por el contrario, sus clientes de meditación pueden beneficiarse de este texto sin necesidad de tener experiencia en hipnosis.

Despejar la mente y liberar las emociones

Nota del autor : se incluye la inducción *La burbuja hipnomeditativa*[5], una **profundización** y un **despertar**.

Inducción - La burbuja hipomeditativa

Ponte cómodo... Colócate sin apego a una posición específica, permítete ajustar tu posición de cuerpo y mente para estar muy cómodo... Facilita cada vez más la presencia en ti. Ahora cierra los ojos.

Presta atención a tu respiración natural, la que *actualmente anhela la* relajación... Evita juzgarla o analizarla, sólo sé consciente de su **presencia...**

Lo haces **muy bien.**

Acepta, durante los próximos segundos, dejar lo cotidiano fuera, lejos de ti. *Y mientras te* colocas en una burbuja hipno-meditativa, ésta deja pasar sólo el sonido de mi voz (y el sonido de la música)... Toma conciencia del sonido sin apegarte a las palabras... Simplemente percibe el sonido y las sensaciones en tu cuerpo...

Escucha a tu cuerpo. Siente cómo todo tu cuerpo se vuelve cada vez más pesado y se apoya con todo su peso en la superficie sobre la que estás.

Inspira y espira, y con cada exhalación tu cuerpo se asienta más.

Ahora escucha tu respiración, observa su movimiento natural, la inhalación, la exhalación... Sigue este movimiento y conviértete en **testigo de** tu respiración.

Te sientes **presente**. Te sientes **ausente**.

Tu presencia está **cada vez más** presente... Esta presencia está ausente de todo juicio. Te sumerges en esta presencia.

---

[5] La versión de esta inducción ha sido personalizada al discurso hipnótico: *Despejar la mente y liberar las emociones*. La versión original se encuentra en el texto de hipnomeditación *Diálogo entre la luz y la sombra*.

Y como un testigo de tu estado actual, **una estrella** que dejas entrar en tu imaginación creativa te aporta una sensación de calma y descanso que **acoges con** total **satisfacción.**

El parpadeo de la estrella te ayuda a relajar todos los músculos. No hay que preocuparse si *no puedes* visualizar esta estrella, *pues sabes intuitivamente lo que voy a confirmarte*, que basta con pensar en ella para manifestar su presencia. Porque aunque esté ausente visualmente, está presente. Presente, chispeante y descansado.

Ahora alarga tus inhalaciones y exhalaciones... Tómate el tiempo que necesites para respirar **una y otra vez de** forma lenta y profunda... ... Siente cómo sube y baja tu vientre...

Te sientes cada vez más presente a medida que **tu conciencia se eleva desde tu cuerpo físico**. Te das cuenta de la ausencia de molestias...

Tu conciencia *se desprende*, se eleva por encima de ti como **observador de lo que** estás sintiendo en este momento... **Tu *conciencia*** tiene la capacidad de caminar, de moverse, de elevarse para **purificar y liberar** lo que importa en este momento...

Has concertado una cita contigo mismo para estar presente, para *ver y sentir mentalmente tus pensamientos y emociones que están obstruyendo tu mente y tu cuerpo* en este momento. Ahora concentras tu respiración y tus pensamientos en liberar y limpiar esta carga mental y emocional. Y como todo se hace de forma acogedora y cariñosa, simplemente déjate guiar por el sonido de mi voz, para estar presente, ser **testigo y observar** una energía curativa **púrpura** que expulsará todas las preocupaciones acumuladas en tu mente.

Si te sientes como si estuvieras dormido durante la sesión, debes saber que estar dormido es sólo una sensación. En realidad, su cuerpo está tan relajado y tranquilo que transmite la imagen de un ser dormido. Tu mente, por otro lado, es muy ***consciente de*** cómo liberar completamente tu cuerpo y tu mente, *mientras te hace vivir este momento en un estado hipnótico.*

Profundización

Bajo la benévola influencia de la estrella, sientes que te posicionas como observador del momento presente.

No sé si has notado *cómo* tu cabeza está más relajada ahora... *y eso es bueno... Te toca aprovechar* este momento para iniciar una purificación de todos esos pensamientos y emociones como si, en cuanto el resplandor de la estrella, con sus matices violetas, tocara el agua de tu mente, todos los que la están desordenando desaparecieran...

Y aunque puedes seguir oyendo *esa* voz que habla, no tienes que escuchar porque hay otra parte de ti que está escuchando y enfocando y entendiendo todo lo que hay que entender para *ser y hacer...* Imagina que mientras cuentas desde el 10 hasta el 0, tu mente sube **y sube y sube** y sube de forma que en el 0 estás lo suficientemente alto como para estar por encima del cero que tiene forma de lago... Sabes intuitivamente lo que esto significa para ti, el comienzo de una liberación... **10,** imagina que ganar tal altura, **9,** promueve la posibilidad de ver el lago como un todo, **8,** percibes la superficie del agua, **7, 6, 5,** flotas por encima y ves parcialmente el fondo del agua, **4, 3, 2,** agua cargada de algas, algunas algas flotando en la superficie, **1, 0.** ... Ahora tienes una visión general y sientes el movimiento de tu mente flotando sobre el lago y estás **presente, presenciando y observando** el color del agua oscura del lago con algas flotantes.

Texto (guión) de la sesión de la hipnomeditación

Observa lo que ocurre en tu interior mientras sigues respirando profundamente. Inhala profundamente... y luego exhala... Utiliza los próximos segundos para no hacer nada más que purificar tu aliento y cargarlo con partículas púrpuras con habilidades purificadoras...

Párpados cerrados... La respiración está especialmente cargada de luz violeta purificadora... Eso es, eso es...

Y esta es la otra cosa que quería sugerirte: que te imagines sintiendo que tu **Conciencia** emite ondas, *hipnóticamente ultrasónicas...*

Permanece **presente** y **acepta** la invitación de tu mente subconsciente para unirte a las ondas que ya estás emitiendo y fusionarte para obtener más poder de limpieza... Es como si *estas ondas vibraran con tu respiración...* Es una aspiración profunda de las ondas... poderosa... Sus efectos son curativos, significa que transforman la luz violeta en un rayo ultravioleta, con esta radiación violeta te vuelves más y más poderoso para limpiar tu mente.

Armado con este poder limpiador, te sumerges... te sumerges, adentrándote en ese lago. Y como un acceso se abre tan pronto como lo tocas con tus ondas, sientes que tu **Conciencia** se eleva y flota en la superficie del agua mientras tu inconsciente y subconsciente siguen buceando en lo más profundo de ti mismo... Esto crea un efecto de resonancia de *ondas hipnóticas ultrasónicas* que purifican y liberan tus emociones tan pronto como las tocan...

Sabes intuitivamente que se trata de una imagen curiosa que te ayuda a purificar tu mente porque estás aportando luz a las aguas oscuras del lago, y esta luz aporta lo necesario para destruir las algas que atrapan tus emociones, impidiendo que las sientas y las dejes vivir.

Presta atención a la sensación mientras tomas conciencia de la estrella púrpura que brilla en la oscuridad... Deja que te guíe e ilumine el camino para que tu mente subconsciente te ayude en tu viaje para limpiar las aguas de tu mente.

Es el poder de la estrella que, a través de su contacto con el agua del lago, hace esto... Esta luz no tiene límite, no tiene límite...

La purificación se extiende por todo el lago... *Pura energía de pura energía...* Sientes una sensación indescriptible... **Sólo observa y siente** lo que se está purificando.

El agua se vuelve tan clara que descubres el camino que lleva a lo más profundo, a lo más hondo **y a lo** más profundo... Observas sólo el rayo de luz violeta, seguramente el de la estrella luminosa en la oscuridad segura de la cortina del párpado...

Y tu **Conciencia** puede viajar a esa luz y convertirse en esa luz tantas veces como sea necesario... ***Conciencia de Luz...*** Cada vez más purificadora para satisfacer tus necesidades de bienestar.

Si tener esta carga mental por un corto tiempo facilita la purificación, quizás puedas recordar, un recuerdo más lejano, cuando aprisionaste por primera vez tus emociones en tu mente, e imaginar que las estás liberando también en este momento. Tal vez algas más viejas y arraigadas, pero eso también es destruido por la luz violeta en cuanto sale a la superficie y se piensa en ello.

Esta limpieza de la mente, usted sentirá los beneficios rápidamente. Sentirás una carga emocional que se libera de tu cuerpo... cuerpo más ligero... descargado... liberado.

Esto significa que, una vez completada la descarga emocional, descubres que esconde tesoros enterrados, tesoros que te pertenecen y que están esperando a que los utilices para enriquecer tu vida diaria...

Y mientras sigo acompañándote, **en silencio...** una sensación útil y necesaria se instala entonces en todas las partes de tu mente... inconsciente y consciente, una sensación que confirma que el proceso está en marcha. Un proceso **de purificación y liberación *de lo que es...*** Y en un estado de bienvenida benévola, todo se manifiesta y comienza a cambiar en *tu vida mañana después de una liberación.* En un eco de silencio, mi voz se instalará **en un profundo silencio**.

Y cuando el contacto con este sentimiento se haya completado, haz tres respiraciones profundas para comenzar un proceso de anclaje de esta estrella de onda violeta, que te ofrece la capacidad de purificar tu mente y liberar tus emociones.

Nota del autor : *espere la señal de las 3 respiraciones antes de continuar su discurso.*

Una sonrisa interior aparece en el rostro de tu **Conciencia**. Agradece a tu subconsciente la ayuda que te ha prestado para purificar tu mente y liberar tus emociones.

Despertador

Ahora deja que tu **conciencia** se eleve y sé consciente del cambio de sensación en tu cuerpo mientras dejas que tu cuerpo flote en la superficie del lago. Los ojos en la estrella.

Recupera suavemente la conciencia de tu posición, la conciencia de tu cuerpo y la conciencia de tu respiración.

Vuelve lentamente a tu propio ritmo con pleno respeto por ti mismo.

Tómate el tiempo de volver, de estar aquí, de **ser tú mismo**.

A continuación, respira para estirarte, mueve la cabeza con la firme convicción de que el agua permanece clara y pura en tu mente. Y ahora abre los ojos.

Nota del autor : *si la posición inicial era sentado con las piernas cruzadas, puedes añadir: « Descruza las piernas. Masajea tu espalda meciéndote hacia adelante y hacia atrás. »*

Consejo práctico

He disfrutado enseñando esta actividad (reacciones químicas) a mis hijos y nietos.
Se trata de transmitir un mensaje mientras prestan atención a lo que ocurre en el cuenco de la leche.
Con esto en mente, lo ofrezco como un consejo práctico para anclar los efectos de la hipnomeditación y crear un anclaje visual y kinestésico (cenestésico).
El objetivo de esta actividad es reiterar el esquema del discurso hipnomeditativo y reforzar los efectos de las imágenes y sugerencias de liberación.

Liberar la mente

Equipo necesario

- Tazón poco profundo o plato hondo (idealmente ovalado para representar la imagen del lago);
- Colorante alimentario (uno o varios colores) y/o pimienta molida;
- Leche animal o vegetal;
- Jabón líquido para platos o manos (idealmente de color púrpura o malva para enlazar con el color púrpura mencionado en la hipnosis).

Duración de la actividad
Menos de 5 minutos.

Mejor momento para la actividad
Al final de la sesión, unos minutos después de que el consultante se despierte.

Acérquese a :
- Llena el fondo de un bol con leche;
- Coloca de 3 a 6 gotas de colorante alimentario o 2 gotas de cada color juntas y/o pimienta molida en el centro del cuenco sobre la

leche, de forma que toda la superficie del cuenco quede cubierta para representar el espíritu sobrecargado;

- Coloca una gota de jabón líquido en el centro del cuenco para representar la purificación y el efecto de onda de la estrella que sale a la superficie del lago (leche para esta actividad);
- Observar la reacción de purificación inmediata. El color o los granos de pimienta molidos se desprenden del centro y se desplazan hacia los lados, casi buscando salir del bol.

Comentarios sobre la actividad práctica

Discutir cómo se siente el consultante cuando el colorante alimentario y/o la pimienta sueltan la leche.

Del mismo autor :

(2022). Grimorio para profesionales de la hipnosis : textos de hipnosis y relajación
VOLUMEN 1 :

- Inducción El eco hipnótico;
- Salir de un atolladero emocional | Transformar los sentimientos de malestar en sentimientos de bienestar | Incesto: liberarse de los vínculos tóxicos | Desbloquear una creencia limitante | Autodisciplina para cumplir la dieta | Salir de la deuda | Reducción de la intolerancia a ciertos sonidos | Alivio de los efectos de un accidente cerebrovascular | Llenar su vida de milagros y maravillas;
- 9 consejos prácticos.

(2022). Grimorio para profesionales de la hipnosis : textos de hipnosis y relajación
VOLUMEN 2 :

- Inducción El paréntesis hipnótico;
- Deshacerse de la carga emocional | Superar el agotamiento amoros | Centrarse en la solución | Sanar de ser un niño no amado | La curación del adulto superviviente de abusos | Hipnomeditación — Diálogo entre luces y sombras | Hipnomeditación — Dormir con las dos orejas | Hipnomeditación — Despejar la mente y liberar las emociones;
- 8 consejos prácticos.

(2022). Grimorio para profesionales de la hipnosis : textos de hipnosis y relajación
VOLUMEN 3 :

- Inducción El poder del cambio;
- Recordar un trauma de la infancia | Desahogar el desbordamiento de la frustración | Protegerse de un padre egoísta | Teatro de curación emocional | Desintoxicación emocional | Escuchar lo que se siente | Una vida más fácil : del sueño a la realidad | El nuevo yo : pasar del sueño a la realidad | Ser feliz, a pesar de todo : pasar del sueño a la realidad;
- 9 consejos prácticos.

(2023). Grimorio para profesionales de la hipnosis : textos de hipnosis y relajación
VOLUMEN 4 :

- Inducción El centinela hipnótico;
- Limpia tus huellas emocionales | Invertir la ley del esfuerzo invertido | Desbloquea tus emociones y siéntete más ligero | Llenar los vacíos emocionales | Bájate del ascensor emocional | Texto personalizable para una segunda sesión | Texto personalizable para una tercera sesión | Tomar la mejor decisión para uno mismo (con técnica de escritura automática);
- 8 consejos prácticos.

(2023). Grimorio para profesionales de la hipnosis : textos de hipnosis y relajación
VOLUMEN 5 :

- Inducción El lenguaje hipnótico universal;
- Crecer como una mujer de niña | Superar el agotamiento de los padres | Aliviar la hiperculpabilidad de los padres | Libera la presión antes de caer en la depresión | Mantener el equilibrio entre el trabajo y la vida personal | Ser ordenado y organizado | Deja de ser una víctima de tu vida, sal del modo víctima | Comunicación con el subconsciente mediante los dedos;
- 8 consejos prácticos.

(2023). Grimorio para profesionales de la hipnosis : textos de hipnosis y relajación
VOLUMEN 6 :

- Inducción La luz hipnótica;
- Desarrollar la inteligencia emocional | Vivir bien con el estrés | Elige la calma para romper con la ansiedad | Bienvenido y acepta el ataque de pánico | Reformule su fobia hasta convertirla en nada | Hacer energía | Concéntrate en tu luz interior | Levantar el velo de la angustia | Deja de perder el tiempo;
- 9 consejos prácticos.

(2024). Grimorio para profesionales de la hipnosis : textos de hipnosis y relajación
VOLUMEN 7 :

- Inducción Elogio de la lentitud;
- Combina el fumar con un profundo asco | Superar el choque emocional | Aumenta tu nivel de confianza en ti mismo | Fortalecer la autoestima | Mantener la motivación en el trabajo | Desarrolla el valor para dejar tu trabajo | Libérate de « ser razonable» | Darse cuenta del potencial para reorientar toda la vida : de la escasez a la abundancia | Convertir los sueños en realidad;
- 9 consejos prácticos.

(2024). Grimorio para profesionales de la hipnosis : textos de autohipnosis y hechizos hipnóticos
VOLUMEN 8 :

- Inducción La magia del tiempo;
- 25 autohipnosis, 30 hechizos hipnóticos;
- 2 consejos prácticos.

www.ingramcontent.com/pod-product-compliance
Lightning Source LLC
LaVergne TN
LVHW082234051026
849532LV00012B/3975